安楽死を考えるために

思いやりモデルとリベラルモデルの各国比較

盛永 審一郎 著

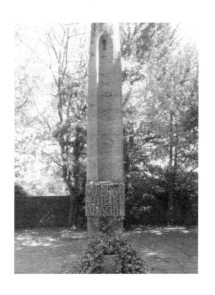

丸善出版

はじめに

『済まない．どうぞ堪忍してくれ．どうせなほりさうにもない病気だから，早く死んで少しでも兄きに楽がさせたいと思つたのだ．笛を切つたら，すぐ死ねるだらうと思つたが息がそこから漏れるだけで死ねない．深く深くと思つて，力一ぱい押し込むと，横へすべつてしまつた．刃は飜れはしなかつたやうだ．これを旨く抜いてくれたら己は死ねるだらうと思つてゐる．物を言ふのがせつなくつて可けない．どうぞ手を借して抜いてくれ』と云ふのでございます．弟が左の手を弛めるとそこから又息が漏ります．わたくしはなんと云はうにも，声が出ませんので，黙つて弟の喉の創を覗いて見ますと，なんでも右の手に剃刀を持つて，横に笛を切つたが，それでは死に切れなかつたので，其儘剃刀を，剒るやうに深く突つ込んだものと見えます．……『医者がなんになる，ああ苦しい，早く抜いてくれ，頼む』と云ふのでございます．

　　　　　（森鷗外『高瀬舟』森鷗外選集第5巻，岩波書店，1979年所収）

……ここに病人があつて死に瀕して苦んでゐる．それを救ふ手段は全くない．傍からその苦むのを見てゐる人はどう思ふであらうか．縦令教のある人でも，どうせ死ななくてはならぬものなら，あの苦みを長くさせて置かずに，早く死なせて遣りたいと云ふ情は必ず起る．ここに麻酔薬を与へて好いか悪いかと云う疑が生ずるのである．其薬は致死量でないにしても，薬を与へれば，多少死期を早くするかも知れない．それゆゑ遣らずに置いて苦ませてゐなくてはならない．従来の道徳は苦ませて置けと命じてゐる．しかし医学社会には，これを非とする論がある．即ち死に瀕して苦むものがあつたら，楽に死なせて，其苦を救つて遣るが好いと云ふのである．これをユウタナジイといふ．楽に死なせると云ふ意味である．高瀬舟の罪人は，丁度それと同じ場合にゐたやうに思はれる．私にはそれがひどく面白い．

　　　　　（森鷗外『附高瀬舟縁起』同前所収）

森鷗外が医学社会にあるという「楽に死なせて，其苦を救つて遣るが好い」というユウタナジイ，鷗外はこれを「甘瞑（かんめい＝安く死する謂のみ）」と訳しているのだが[1]，このユウタナジイの論理と倫理を本書では明らかにしたい．そうすれば，苦しむ弟の頼みで，咽笛に深く突っ込んでいる剃刃を引いた喜助の心もすこしは晴れるというものだ．

1　森鷗外「甘瞑の説」（『鷗外全集』第 33 巻，岩波書店，1989 年，605-8 頁）．ユウタナジイ（Euthanasia）の訳としては，刑法学者の植松正が指摘するように，ケアの行為に注目して，医療者の行為に焦点を当てた「安死術」の訳の方が良いと思う（植松正「安死術の許容限界をめぐって」『ジュリスト』269 号，1963 年，42-8 頁）．

目　　　次

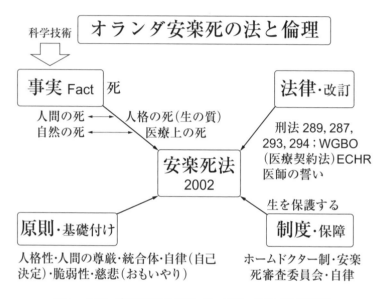

図1　オランダ安楽死法の事実・法・原則・制度（55頁参照）

第1章

オランダの安楽死と法

1.10　立法府は，一方で絶望的で耐え難い苦しみからの解放を期待する人々の人格の自律性の重要性とともに，他方で個々の市民の命を守る政府の義務との間の適切なバランスを確保することを目的とした「ケアの要件（zorgvuldigheidseisen）」[1] の特別なシステムを作成したいと考えていた．この事件[2] は，個々の市民の自己決定権と脆弱な人々の命を守る国家の義務との間の緊張に関するものである．安楽死を認める特別な責任を負う医師は，最大限の確実性を持つ権利があり，彼らが遵守するために必要なことを事前に知る必要がある．これは，生命終結の行動の報告に高い透明性を持つことが期待されている今，とても重要である（法務長官控訴文書／ECLI：NL：PHR：2019：1338）[3].

1-1　オランダは安楽死を合法化したのか？

　現在，世界で安楽死（患者の要請に基づいて患者を致死させるこ

1　オランダ安楽死法（WTL）を最初に訳した山下邦也訳では「注意深さの要件」，甲斐克則訳では「相当の注意の要件」とされた．安楽死が医療的行為として認められるための要件という意味を強く出すため，このように訳した．

2　認知症患者の安楽死事件のこと．本書5頁に記載．詳しくは，拙著『認知症患者安楽死裁判』丸善出版，2020年参照．

3　「認知症患者の安楽死事件」において出された法務長官控訴文書，2019年12月16日；法務長官ヨハネス・ヨス・シルビス（Jos Silvis）が法律の最重要点の検証のために最高裁判所に出した控訴文書．なお，引用冒頭の1.10は，法務長官控訴文書1章10節ということ，以下引用冒頭の数字も同様．

と）を法律で一定の条件をつけて不可罰，ないし許容とした国は，オランダ（2002），ベルギー（同），ルクセンブルク（2009），コロンビア（2015），カナダ（2016），ニュージーランド（2021）スペイン（2021）である（かっこ内は安楽死法の施行年）．さらに，ポルトガルも 2023 年 5 月 12 日，議会で安楽死法案が可決した．フランスもマクロン大統領が同年 4 月に「終末期医療」に関する法案作成を夏までに政府に要請したとのことである．支援自死を法律で許容する国も増えている．スイス（1942），アメリカのオレゴン州（1997）をはじめとする各州[4]，オーストラリアのビクトリア州（2019）および各州[5]，ドイツ（2020），オーストリア（2022）である．詳細は，巻末に世界の安楽死法の適格条件の比較や現状を示してあるので各表を参照されたい．

　以上からも明らかなように，オランダは「安楽死のできる国」として知られている．30 年以上の長い議論の末[6]，2001 年に成立し，2002 年 4 月 1 日に施行された『要請に基づく生命終結および支援自死（審査手続き）法』（通称 安楽死法：WTL）[7] があるからだ．この法の制定によって，オランダでは安楽死は合法化されたといわれ

4　ワシントン（2009），コロラド（2016），ヴァーモント（2013），カリフォルニア（2016），コロンビア地区（首都ワシントン，2017），ハワイ（2018），ニュー・ジャージー（2019），メイン（2019），ニュー・メキシコ（2021）と判例でモンタナ（2009）．（　）内は法律の施行年．
5　ただし，本人が自己管理できない場合に限り，安楽死を許容している．西オーストラリア（2021），タスマニア（2022），クイーンズランド（2023.1.1），南オーストラリア（2023.1.31），ニューサウスウエールズ（2023.11.28）．
6　30 年の間，安楽死の実践を律してきた手順と規範を成文化するもの．これらの規範と手順は医師の専門職能集団のなかで大部分が形作られ，医療専門職の側からの司法・立法への働きかけで法が成立．1865 医薬業務法，1869 遺体埋葬法，1881 刑法（このとき安楽死は 12 年の拘禁刑），1990 安楽死報告届け出制（法務省とオランダ医師会の合意），そして 2002 年安楽死法施行．
7　WTL：Wet toetsing van levensbeëindiging op verzoek en hulp bij zelfdoding en wijziging van het Wetboek van Strafrecht en van de Wet op de lijkbezorging

ている．しかしこの安楽死が「できる」を「患者の権利」とまで理解すると，それは間違いである．2003 年 1 月の EU 評議会がヨーロッパ 34 か国で行った調査において，「安楽死ができるか」という質問に「はい」と答えたのは，オランダと同じ年の 9 月に安楽死法が施行されたベルギーだけでオランダは答えていない[8]．だからオランダは公的には安楽死を許容していないということもできる．

けれども，法務長官控訴文書（2019 年）の中に，以下のような文章が散見される．

1.20 非公式（informeel）に安楽死法（WTL）と呼ばれる生命終結と自殺介助法は，……．

3.3 オランダは，自発的安楽死と支援自死を一定の条件の下で合法化（gelegaliseerd）した世界で初めての国である．

そのほか，検察庁の「要求書」の文書中にも，

4.1 安楽死の場合にのみ，要求に応じての生命終結か，支援自死を許可する（正当化する），

5.2.2 合法的な安楽死（geoorloofde euthanasie）と殺人の境界線を設定する[9]．

したがって非公式であるとしても，オランダは法的文書においても安楽死を合法化したといえる．

それでは，オランダが安楽死を「合法化した」とはどういうことだろうか．

日本では，刑法 199 条殺人罪や刑法 219 条過失致死罪とは別に，刑法 202 条により，嘱託殺人や自殺幇助は禁止されている．

---

8 Council of Europa, 20/01/2003, Steering committee on Bioethics, Replies to the questionnaire for member States relating to euthanasia（欧州評議会のバイオシックス運営委員会，安楽死に関する質問事項への加盟国からの回答）．

9 Requisitoir, Uitgesproken op de zitting van de meervoudige strafkamer van de rechtbank Den Haag. Datum 26 augustus 2019（要求書，ハーグ地方裁判所の複合刑事法廷の公聴会で申し渡される）．

オランダも，刑法289条で「殺人罪」[10]，287条で「過失致死罪」[11]，293条で「要請に基づく生命終結の禁止」[12]，294条で「自殺幇助の禁止」[13] を謳っている．だからオランダでは，安楽死が「要請に基づく医師による患者の生命の終結である」なら，安楽死は法律上犯罪である．しかし，1973年に起きた，苦痛のあまり死を望む母親にモルヒネを投与し致死させた女性（ヘルトルイダ・ポストマ）医師の裁判を契機に，30年にわたり議論が重ねられ，通称安楽死法（WTL）が成立した[14]．これにより刑法293条に2項として，

10　第289条　意図的に計画的に他人の人生を奪った者は，殺人罪で有罪となれば，終身刑または最長30年の一時的な投獄または第5カテゴリーの罰金を科せられる（＝Artikel 289　Hij die opzettelijk en met voorbedachten rade een ander van het leven berooft, wordt, als schuldig aan moord, gestraft met levenslange gevangenisstraf of tijdelijke van ten hoogste dertig jaren of geldboete van de vijfde categorie）．

11　第287条 意図的に他の人の人生を奪う者は，過失致死罪で有罪となれば，5番目のカテゴリーの最高15年または罰金で処罰される（=Artikel287 Hij die opzettelijk een ander van het leven berooft, wordt, als schuldig aan doodslag, gestraft met gevangenisstraf van ten hoogste vijftien jaren of geldboete van de vijfde categorie）．

12　意図的に他人の明示的かつ真摯な要請で彼の人生を終結させる者は，12年の実刑判決または第5のカテゴリーの罰金で処罰される（＝Artikel 293　1 Hij die opzettelijk het leven van een ander op diens uitdrukkelijk en ernstig verlangen beëindigt, wordt gestraft met een gevangenisstraf van ten hoogste twaalf jaren of geldboete van de vijfde categorie）．

13　故意に他人に自殺を扇動し，自殺を引き起こす者は，最長3年の実刑判決または第4のカテゴリーの罰金で処罰されなければならない（＝Artikel 294　1 Hij die opzettelijk een ander tot zelfdoding aanzet, wordt, indien de zelfdoding volgt, gestraft met een gevangenisstraf van ten hoogste drie jaren of geldboete van de vierde categorie）．

14　新法制定以前にも，1990年に法務省とオランダ医師会の合意により，さらに1993年に遺体埋葬法の改正により，検死官への届け出と検察庁長官委員会による医師の起訴についての可否の決定を内容とする制度が成立していた．しかしレメリンク調査委員会報告によると，この届け出制度では，医師にとっては自らの行為を犯罪として届け出ることになるため，届け出は年に3000件ほどにとどまり，このほかに無届けでの安楽死が3000件あると推測されてい

4

第 1 項に記載されている犯罪は，新法第 2 条に記載されている「ケアの要件」を遵守し，当該医師が遺体埋葬法第 7 条 2 項に従って市の検死官に通知する場合，前項に定める行為は犯罪にならない.

と追記された．その根拠は，正当防衛と同様に，刑法 40 条

　不可抗力（overmacht）によってやむをえず犯罪を行ったものは，処罰されない.

に基づく．つまり，医師が安楽死法の定める「ケアの要件」を満たして安楽死を実行した場合，違法性が阻却される[15] としたのである.

　そこで，オランダではなぜ医師の行為としての安楽死が一定の条件を踏まえて行われた場合は違法性阻却となり，免罪とされることになるのか，その根拠を，法務長官控訴文書を中心としたオランダの資料を基にして考察する.

1-2　法務長官控訴文書
（ECLI：NL：PHR：2019：1338）について

　最初に，この文書が法務長官により出された経緯について簡単に説明することから始める.

　2016 年 4 月 22 日，進行した後期認知症の女性がハーグにある老人介護施設で老人専門医により安楽死した[16]．老人専門医は，安楽死法（WTL）の定めるところに従い，安楽死要請書，認知症条項などの書類を地域の検死官に提出した．この書類は地域の安楽死

た．この無届けの 3000 件が本当に患者の要請があった上での安楽死なのかどうか等グレーな点があった．これを透明化するために新法の制定が求められ，検察で審査する制度に代えて，安楽死審査委員会への届け出，そこでの審査という制度があらたに立法されたのだった.

15　ただし，ペーター・タックによると，正当化の抗弁か，免責の抗弁かでは，議論が分かれている（参照：ペーター・タック，甲斐克則訳『オランダ医事刑法の展開』慶應義塾大学出版会，2009 年，36-7 頁）.

16　詳細は，拙著『認知症患者安楽死裁判』丸善出版，2020 年を参照されたい.

審査委員会にわたり，そこで医師は安楽死を行なうに当たり，「ケアの要件」を満たしていたか否かが審議された．その結果，2016年11月28日裁定結果がでた．要件（a）と（f）について「満たされていない」とし，「満たされない」という裁定だった．

オランダでは，安楽死を行った医師は，地域の検死官に届け出ることが安楽死法（WTL）で義務づけられている．そしてこの届け出た全案件を審査する機関が，安楽死法第三章で設置が義務づけられている安楽死審査委員会（以下 RTE）である[17]．RTE は医師が提出した書類を審査し，安楽死法第二章 2 条 1 項にあげられている下記の「ケアの要件」が満たされたかどうかについて裁定する．

第 2 章 2 条

1 項　刑法第 293 条第 2 項に規定されたケアの要件（due care）とは以下のことをいう．

（a）患者の要請が自発的かつ十分に考慮されたものであることを確信し[18]，

（b）患者の苦痛が耐えがたく解放される見込みのないものであると確信し，

（c）患者に対してその状態および見込みについて説明し，

（d）患者の状態への合理的な代替策が他に存在しないという結論に患者と一緒に達しており，

（e）別の独立した医師に相談を行い，当該独立した医師が患者を

17　安楽死審査委員会．安楽死法第 3 章に基づいて設置された安楽死の裁定を行う，国家統治法に基づいた行政機関．毎年年次報告書を発行．安楽死を行った医師の届け出書類を審査して，「ケアの要件」が適切に守られたかどうかを審査する．地域審査委員会は，法学，倫理学，医学各分野三人から成る．委員長は法律家がなる．委員会は裁判官にあたるものではなく，案件を平等に判断し，裁定を行う機関ということ．年間予算は約 400 万ユーロ．

18　特に「確信し（overtuiging）」というところに注意．ベルギーやルクセンブルクの安楽死法の要件にはこの単語はない．つまりオランダでは，医師が患者の「自発的で十分考慮された要請」「耐え難い苦痛」を確信していなければ，医師の安楽死の行為は免責されないのである．

診察し上記の 4 点についての医師の評価に合意しており，

（f）安楽死を慎重な方法で実行した場合．

2 項　16 歳以上の患者が自己の意思をもはや表明できないが，この状態に陥る前に自己の利益について合理的な判断をすることができるとみなされ，かつ生命終結のための要請を含む書面による宣言書を作成していた場合，医師は，この要請に従うことができる．第 1 項で規定されたケアの要件（due care）は，これを準用する（必要な変更を加えて適用する）．

RTE は，医師がすべての要件を遵守し，したがって慎重に行動したと裁定した場合は，書面で医師に通知する．委員会は，医師が 1 つ以上の「ケアの要件」を遵守していないと裁定する場合，検察庁と健康管理局査察官に通知する．検察庁は，刑事捜査を開始するかどうかを調査し，起訴するかどうかを決定することになっている．

この審査委員会の裁定結果を受けて，2018 年 11 月 9 日に検察は地方裁判所にこの医師を起訴した．2002 年オランダで安楽死法（WTL）が施行されて以来，初めて訴追された案件となった．

法施行以降，RTE が法律で定められた「ケアの要件」を満たしていなかったと裁定した案件は，2017 年までの 16 年間に計 101 件で，16 年間に報告されたすべての安楽死数 55,872 件の 0.18% だった．ただし注意深さの要件を満たしていないとされた案件の多くで主治医は，独立した第三者の医師に相談したのではなく，「友人の医師に依頼した」とか，「専門医の診断を仰がなかった」ものが多かった．医師を呼び出し，注意で終わり，検察による訴追に至ったケースは 1 件もなかった．

2019 年 9 月 11 日のハーグ地方裁判所の判決は，「ケアの要件」はすべて満たされていたとして，「無罪」だった[19]．検察は控訴期限

19　もっとも検察は 8 月 26 日に，要求書を出して，「不注意な安楽死遂行による殺人として起訴したが，処罰は望まない」とトーンダウンしていた（https://www.om.nl/actueel/nieuws/2019/08/26/om-arts-in-euthanasiezaak-wel-

内の 9 月 26 日に，女医の無罪判決については控訴せず，安楽死法（WTL）の意図するところを明確にすることを求めて，最高裁に控訴した．これを法務庁長官が受けて，2019 年 12 月 16 日に最高裁判所に，安楽死法の最重要点を検証するための上訴文を提出した．

これまで安楽死法（WTL）については立法府のみが関与し，司法は直接には関与していなかった．初めて司法が，安楽死法について所見を述べる機会が与えられたといえる．その文書が，法務長官控訴文書（ECLI：NL：PHR：2019：1338）である．最高裁判所判決は，この長官文書に答える形で，2020 年 4 月 21 日に出された（図 2）．被告を無罪とするものであり，内容は概ねハーグ地方裁判所の判決を踏襲するものであった．安楽死の届け出以来，最高裁判決に至るまでに，判決文書等さまざまな文書が各機関より出されたが，事件の内容，裁定についてだけでなくて，WTL の原理にまで踏み込んだ発言をしているのが，法務長官控訴文書であり，大変興味深い．そこでこの控訴文書を，オランダの安楽死法（WTL）の法的原理・構造を考える手助けとして，本論考において考察したい．

1-3　安楽死法＝医師のケアの行為に関する法

もともと通称安楽死法（WTL）を立法する者たちの念頭に置かれていたのは，嘱託殺人の中で，医師による患者の安楽死（安死術）[20] と呼ばれているもの，患者を耐えがたい苦痛から解放するという意図のもとに患者の生命を終結させる医師の行為と，この行為の正当化である．だから，

7.1　(刑法 293 条) 第二項は，医師にのみ適用される特別な正当性を提供する[21]

---

schuldig-maar-geen-straf)．

20　ⅱ頁：はじめにの注 1 参照．

21　刑法 293 条第 2 項のこと．6 頁下から 8 行以降参照．

日付	事項	資料
2016 年 4 月 22 日	老人専門医アーレンス医師安楽死を行なう. 医師, 検死官へ届け出, 安楽死審査委員会 (RTE) ケアの 6 要件：a〜f を審査.	
2016 年 11 月 28 日	RTE の裁定結果を査察官に報告 2016-85	
2016 年 12 月 22 日	査察官, 裁定結果を検察庁・健康管理局査察官に通知 (審査委員会裁定のコピー受領)	
2017 年 1 月 1 日	RTE の裁定結果を RTE のホームページ上に公表	Oordeel 2016-85 (裁定 2016-85)
2018 年 2 月 21 日	地域医療懲戒委員会, アーレンス医師に対する苦情申立てを審理	
2018 年 7 月 24 日	地域医療懲戒委員会判決, アーレンス医師を譴責処分	Kenmerk：2018-033 (符号 2018-033) 24 juli 2018 (2018 年 6 月 24 日)
	アーレンス医師は中央医療懲戒委員会へ異議申し立て	ECLI：NL：TGZRSGR：2018：165 ECLI*：オランダ：ハーグ医療懲戒委員会
2018 年 11 月 9 日	検察庁, 地方裁判所へアーレンス医師を控訴	
2019 年 3 月 19 日	中央医療懲戒委員会判決, アーレンス医師を戒告に減ず	ECLI：NL：TGZCTG：2019：68 (ECLI：オランダ：ハーグ・中央医療懲戒委員会)
2019 年 8 月 26 日	検察庁要求：有罪ではあるが懲罰は免れるべきだと主張	Uitgesproken op de zitting van de meer-voudige strafkamer van de rechtbank Den Haag. (ハーグ地方裁判所の複数の刑事法廷で検察官により宣言)
2019 年 9 月 11 日	ハーグ地方裁判所判決：無罪	ECLI：NL：RBDHA：2019：9506 (ECLI：オランダ：ハーグ地方裁判所)
2019 年 9 月 26 日	検察庁, 最高裁判所へ上告	
2019 年 12 月 16 日	法務長官控訴文書を最高裁へ提出	ECLI：NL：PHR：2019：1338 (ECLI：オランダ：最高裁判所の検察官) (地方裁判所判決に対して)
		ECLI：NL：PHR：2019：1339 (ECLI：オランダ：最高裁判所の検察官) (中央医療懲戒委員会判決に対して)
2020 年 4 月 21 日	最高裁判所判決：無罪	ECLI：NL：HR：2020：712 ECLI：オランダ：最高裁判所 (地裁判決に対して) ECLI：NL：HR:2020：713 (ECLI：オランダ：最高裁判所 (中央医療懲戒委員会判決に対して)

図 2　認知症安楽死 2016-85 案件の流れ図と資料

＊　European Case Law Identifier (ECLI：欧州判例法識別子) は欧州裁判所の判決例を識別するもの. [ECLI：国コード：裁判所コード：年：番号] の構成で, ECLI が使用されているすべての国で同様に表記される.

とか，

1.20　非公式に安楽死法と呼ばれる『生命終結と支援自死法』は，法的確実性を促進し，医師による生命終結のケアを増やし，医師の行動を説明し，透明性と社会的コントロールを促進するための十分な枠組みを医師に提供することを目的としている.

と安楽死を医療の枠組みの中で捉えようとしている.

　嘱託殺人について考えよう．嘱託殺人についての条文は 19 世紀末に刑法に持ち込まれた．殺人罪が最高無期であるのに対し，嘱託殺人が最高 12 年と，殺人罪よりも刑罰が軽いのはなぜだろうか．それは，殺人罪が意図的（恣意的）に他者の生命を奪う（levensberoving）行為であるのに対して，嘱託殺人は「明示的かつ真摯な要請」に同意して，他者の生命を終結させる（levensbeëindiging）行為[22]だからである．すなわち，この行為は，要請された行為であるので特定の人に対する犯罪ではないが，人の生命一般を奪う犯罪は消えないからである.

7.2　同意は，生命の剥奪の罰を免除することはできないが，一般的に犯罪者がどのような動機に基づいて行動するかについてまったく異なる性格を与える．法律はもはや特定の人の生命に対する攻撃を罰するのではなく，人間の生命の尊重に対する違反を罰する．生命に対する犯罪は残り，人に対する攻撃は終了する[23].

　それでは，安楽死が法的に処罰されないためには，嘱託殺人の犯罪として残された「生命一般に対する犯罪」をどのように取り除くというのだろうか.

　安楽死法が成立した際に，「明示的かつ真摯な」という表現も盛り込まれ，2 項が追加され，医師のみと限定された．解はここにあ

22　7.1. 安楽死法の導入により，刑法 293 条が第一項の最初の段落で修正された．293 条は，「人生の剥奪（levensberoving）」という言葉を「生命の終結（levensbeëindiging）」に置き換えただけでなく，これに関連して，編集もわずかに変更された.

23　参照：ハーグ地裁判決文 ECLI：NL：RBDHA：2019：9506：4.4.4.

る．以下のように書かれている．

7.15　立法者は，患者の明示的かつ真摯な要請に基づいて，意図的に患者の生命を終結させる医師は，法定の適切なケアの要件を遵守した場合，罰せられないという基準を設定した．同時に，他人の明示的かつ真摯な要請で意図的に他人の人生を終結させる人（職業の実践において医者として行動しない人）の犯罪化は維持された．法的な観点から，設計は，医師の例外的な立場が法定の特別な正当化に定められた．

4.　背景：安楽死法（WTL）これらの法的な質問に答える前に，まず安楽死が法律でどのように規制されているかを説明したいと思う．

4.1　要するに，このための特別な正当性がない限り，他人の人生を終結させることは禁じられている．安楽死は，独自の手順での特別な正当性だ．出発点は，人生の終結が罰せられるということだ．人が他人の意思に反してその人の人生を終結させるならば，殺人（刑法289条）または過失致死（刑法287条）となる．それは生命の剥奪に相当する．人が他人の要求に応じて他人の生命を終結または終結するのを助けた場合，要求に応じて生命の終結（刑法293条）または支援自死（刑法294条）がある．それも刑事犯罪だが，殺人や過失致死よりもペナルティは低い．これに対する唯一の法的例外は安楽死だ．安楽死の場合にのみ，患者の要請での生命終結と支援自死が正当化される．このためには，いくつかの条件を満たす必要がある．①安楽死は医師によって行われなければならない，②医師は種々の「ケアの要件」を満たさなければならない，③医師は安楽死審査委員会に安楽死を報告しなければならない，である[24]．

1.16　2002年に立法府によって設定された基準は，医師が法的に

24　2019年8月26日検察要求書（Requisitoir）．

定められた「ケアの要件」に準拠している場合，患者の明示的かつ真摯な要請に基づく医師による意図的な生命の終結（安楽死）は罰せられることができないということである．

1-4　WTL のケアの要件と欧州人権条約(ECHR)

　WTL の六つの「ケアの要件」が満たされていれば，安楽死を行った医師は刑法第 293 条（要請に基づく生命終結の禁止），第 294 条（自殺幇助の禁止）に掲げられた罪に問われないのである（表1）．

4.1　安楽死の場合にのみ，要請に応じて生命を終結させるか，支援自死が許可される（正当化される）．

4.2　正当化：安楽死は，ケアの要件が満たされた場合にのみ許可される．

4.6　法律の 6 つの「ケアの要件」は，生命を保護するための予防策を提供している．医師は，安楽死または支援自死をする前に，これらのケアの要件を遵守する必要がある．

表 1　殺人罪・嘱託殺人罪・安楽死法の罪状と刑罰

殺人第 289 条 過失致死第 287 条	意図的（恣意的）な他人の生命の略奪	特定の人の生命に対する攻撃→最高無期の刑罰
嘱託殺人第 293 条 自殺幇助第 294 条	明示的かつ真摯な要請に基づく意図的な生命終結	一般的な人の生命に対する攻撃→最高 12 年の刑罰
安楽死第 293 条 2 項安楽死法	患者の明示的かつ真摯な要請に基づく医師による意図的な生命終結で，法的に定められた「ケアの要件」を満たす場合	生命に対する攻撃ではなく，生命の保護→免罪 ケアの要件(a)　自発的かつ熟考された要請→恣意的でない（形式） (b)　耐え難い苦痛の確信（苦悩）→思いやり（実質） (c),(d)　生命終結の仕方の選択→私生活の権利の一部（実体） (e)　第三者の医師の確認→客観性 (f)　医学的方法→ケア

「ケアの要件」を遵守すれば，安楽死を行なっても，生命を保護したことになるという．どうしてだろうか．そのことをオランダが締約国となっている，生命の保護を謳った「欧州人権条約」と合わせて考えてみたい．また，そこから導出されるオランダ安楽死法（WTL）の原理とはなにか，明らかにしたい．

欧州人権条約（ECHR：European Convention on Human Rights/以下，ECHR）は，締約国すべての市民の人権と公民権を支配する欧州条約で，1950 年 11 月 4 日にローマで調印され，1953 年に発効した．条約遵守の監視は，この条約に基づき創設された欧州評議会の司法機関である人権裁判所にあり，条約の違反を理由とする訴えに応じている．

ECHR の第 2 条はつぎのように謳われている．

生命に対する権利

1 すべての者の生命に対する権利は，法律によって保護される．何人も，故意に（intentionally）その生命を奪われない．ただし，法律で死刑を定める犯罪について有罪とされ裁判所による刑の宣告を執行する場合は，この限りでない．

2 生命の剥奪は，それが次の目的のために絶対に必要な，力の行使の結果であるときは，本条に違反して行われたものとみなされない．

（a） 不法な暴力から人を守るため

（b） 合法的な逮捕を行い又は合法的に抑留した者の逃亡を防ぐため

（c） 暴力又は反乱を鎮圧するために合法的にとった行為のため[25]．

---

25 欧州人権条約（ECHR）と並んで，「市民的および政治的権利に関する国際規約 ICCPR（International Covenant on Civil and Political Rights，また BUPO と呼ばれる）」がある．これは，国際連合が開始した条約で，オランダをはじめ 35 の加盟国による批准を受けて 1976 年 3 月 23 日に発効．6 条には以下のように謳われている．「すべての人間は，生命に対する固有の権利を有する．この権

オランダはこの ECHR の締約国であるから，法の遵守が義務づけられている．だとすれば，この条約で謳われている「生命の保護」と安楽死法（WTL）には齟齬がないのかどうかが当然問われることになる．もちろん，欧州人権裁判所（European Court of Human Rights：ECtHR）はオランダが安楽死法を立法する過程において，そして現在に至るまでこの法について注視している．

4.1　欧州人権条約（ECHR）に基づき，オランダは王国の管轄内で市民の基本的権利と自由を保証する必要がある．これは，刑法や医療行為の法的基準にも影響を及ぼす．安楽死および/または支援自死で議論されている基本的権利は，人間の尊厳の原則に基づいており，非人道的な扱いを受けない権利（条約第 3 条）[26]，私生活の権利（第 8 条）[27] に関連している．……安楽死法の立法の際に，この法と上記の条約におけるこれらの権利との両立可能性は，強く注意が払われた（第 13 条 3 節）．

4.10　この場合，裁判所は，この国家の裁量のマージンは，一般的に終末期において，患者の生命権の保護と私生活と個人の自主性を尊重する権利の保護との間にバランスを取ることに適用されることを強調する．同時に，裁判所は，この裁量は無制限ではないことを強調し，したがって，国家が第 2 条の下で義務を果たしたかどうかを評価する可能性を保持している．

利は，法律によって保護される．何人も，恣意的にその生命を奪われない」．

26　第 3 条　拷問の禁止　何人も，拷問または非人道的なもしくは品位を傷つける取扱いもしくは刑罰を受けない．

27　第 8 条　私生活および家族生活の尊重を受ける権利　第 1 項すべての者は，その私的および家族生活，住居ならびに通信の尊重を受ける権利を有する．第 2 項この権利の行使に対しては，法律に基づき，かつ，国の安全，公共の安全もしくは国の経済的福利のため，また，無秩序，もしくは犯罪の防止のため，健康もしくは道徳の保護のため，または他の者の権利および自由の保護のため，民主的社会において必要なもの以外のいかなる公の機関による介入もあってはならない．

1-4(1)　WTL 第 2 章 2 条 1 項（a）と ECHR 第 2 条

　誰もが生命権を持つといっても，権利である以上，それは絶対的ではない．刑法 293 条でも，「意図的に生命を終結させてはならない」と謳われている．したがって，本人の自発的な要請に同意してその生命を終結させることは，293 条にも反せず，また ECHR 2 条の「恣意的にいのちが奪われてはならない」にも反せず，それらと両立するのであり，**「絶望的で耐え難い苦しみにある患者の自発的かつ十分に熟考された死の要請に，医師が安楽死を適用することは，ECHR 第 2 条の意味における意図的な生命の剥奪の一形態ではない」**ということになるのである．

8.7　安楽死法案の説明覚書には，意思を表明する能力に関して次のように記載されている．

　要請に応じた正当な生命の終結または支援自死の本質は，患者の明示的な（uitdrukkelijk）要請である．……要請はまた，自発的（vrijwillig），十分に熟考された（weloverwogen），そして首尾一貫したもの（duurzaam）でなければならない．衝動，突然の暴力的な心の状態の結果である要請は受け入れてはならない．

　患者に他人からの圧力や影響を受けずに要求が行われた場合，要求は自発的に行われる．自発性はさらに，患者が自分の意思を完全に自由に決定できたに違いないことを意味する．

　結局，生命の終結を要請する患者の願いが自発的なものかどうかを確信すること，そしてもし確信されたなら，要請に応える行為は意図的な，恣意的な行為ではない．だから，この行為は免罪の可能性を有する，ということである．

5.11　患者の要求が自発的かつ十分に考慮されたものである，というケアの要件は，実質的なケア基準である．この基準に違反した場合，刑事訴訟が行われる．たとえば，次のような状況が考えられる．

・患者は（他の人から，またはケアの欠如のために）圧力や影響の下

で要求をした．

・患者が診断，予後，治療や（緩和）ケアの選択肢について十分に知らされていなかったため，医師は，要求が考慮されたという確たる信念に到らなかった．
・患者は自分の意思を表明できなかった．
・患者からの一貫した要求はなかった．

　上記において書かれているように，患者の自発的かつ十分に考慮された生命終結の要請に同意しての医師による患者の生命終結の行為であるとすれば，その行為は意図的（恣意的）ではないことになる．したがって患者の要請・医師の同意に基づく患者の生命終結ないし支援自死は，意図的な生命剥奪ではないから，処罰されない可能性をもつということになる．しかしこれは患者の生命終結をした医師が処罰されないための形式的必要条件であり，十分条件ではない．なぜなら，人の生命を終結させる行為をしたということは，この場合も，とり消すことができないからである．たとえそれが患者自身が自発的に選んだとしても，選んだ行為が生命権に衝突する行為であるとすれば，医師は同意を与えたその意味で生命終結の主犯者でないとしても共犯者であり，生命を終結させたことの共同責任は消すことができないことになる．したがってケアの要件（a）を満たしただけでは，まだ免責されず，刑罰を取り除くことはできない．欧州人権裁判所（ECtHR）も，「ECHR 第 2 条から死ぬ権利を導き出すことはできない」（ECtHR, Pre. 40）[28] と結論付けている．

1-4(2)　WTL 第 2 章 2 条 1 項(b) と ECHR 第 3 条

11.9　苦しみの絶望と耐え難さについては，患者の状況が悪化しており，改善できないという医療専門家の判断が決定的である．医師は，患者が人生を終わらせたい状況の事前指示の説明に基づいて，また，

28　参照：小林真紀「欧州人権条約における「私生活」の尊重と死をめぐる決定」『愛知大学法学部法経論集』217 号，2018 年，7-9 頁．

さまざまな形や程度の特定の健康状態の結果を伴う医師としての彼の経験に基づいて，患者が耐えられないほど苦しんでいるかどうかの質問に答える必要がある．

1.14　これらの患者の苦しみは，現在の認知能力と機能の低下に加えて，さらなる悪化の恐れと，（特に）患者の自律性と尊厳に関連する悪影響によって決定されることが多い．

　患者にとって，健康状態の悪化の見通しに対する恐怖感は苦しみの決定的なファクターでありうる．痛みの増加，さらなる悪化，息苦しさや吐き気はもとより，それにも増して，患者自身の価値（自立性や尊厳）の消失も影響する．患者が現在経験している苦しみとは，現在の状況が悪くなる一方で，患者にとって重要である自身の価値や状況が脅かされることを認識する，ということである．この状況にあてはまるのは例えば癌である．しかし進行する ALS，AS，認知症，ハンチントン病もあてはまる[29].

　ユトレヒトのデルデン医療倫理教授はつぎのようにいう．

　安楽死問題への回答は，思いやりの重要性を強調しています．生命を尊重することはよい緩和医療と同様に最も重要なことです．しかし，この見解を支持するひとたちは，生（命）とは病気によって，しばしば生きることが無意味に感じられるほどの苦しみを伴うものであることを認めます．もしも，ありとあらゆる緩和手段が効を奏さないならば，安楽死は正当化されうるのだと．安楽死に関するこの見解は，生命の終結の「医療化（medicalisation）」なのです．なぜなら，安楽死が正当であるか否かは，主として医療の裁量に委ねられるからです[30].

29　RTE『Code of Practice（実施手引き書）』3.3.

30　J. J. M. ファン・デルデン，小沼有理子訳「オランダにおける医師と終末期」『医学哲学医学倫理』第 33 号，2015 年，83 頁（J. J. M van Delden, Physicians and the End of Life in the Netherlands, *Journal of Philosophy and Ethics in Health care and Medicine*, No. 9, 2015, p. 12).

1990 年の政府によって設置されたレメリンク委員会を引き継ぎ安楽死法（WTL）の評価を 5 年ごとに行う評価委員会も第 4 次評価書において，「自律性と慈悲は一般的に安楽死法において中心的な規範と見なされ，患者の要求（自律性）は必要条件と見なされている」と述べ，「RTE 委員会のメンバーは，報告されたケースを評価する際に，自己決定（自発的でよく考えられた要求）と慈悲（耐え難い絶望的な苦しみ）を等しく重要視しているようだ」としている[31].

　患者の耐えがたい，解放されることない苦痛に同情する「思いやり（mededogen/compassion）」[32]——あるいは「ケアリング」という表現の方がもっと適切かもしれない——が，安楽死の実質的構成要件だというのである.『ケアリング』の著者ネル・ノディングスは以下のように指摘する.

　ケアリングには，ケアするひとにとっては，他のひとと「共有される感情」が含まれている．……これまでわたしがあらましを述べてきた「共有される感情」という概念は，投げ入れを含んでいるのではなく，受け容れを含んでいるのである．わたしはそれを「専心没頭」と呼んできた．いわば，他のひとの実相を客観的な与件として分析し，それから「そういう状況でなら自分はどのように感じるのであろうか」と問うような形で，いわば，「他のひとの靴に自分の足を入れる」〔その人の身に自分を置く〕のではない．それどころか，わたしは，分析を行い，計画を立てたいという誘惑を退けるのである．投げ入れを行っているのではな

31　*Vierde evaluatie Wet toetsing levensbeëindiging op verzoek en hulp bij zelfdoding*, Den Haag：ZonMw, mei 2023, p. 27, 8.

32　しばしば安楽死は患者の要請に基づき医師が「慈悲心」（barmhartigheid）からなす行為と表現される．オランダにおける安楽死法（WTL）は，患者の「苦しみ」に対する「慈悲心」を根本においているといえる．しかし，デルデン氏は慈悲心では医師が「高位から施す」というイメージが強いとして『思いやり』をあげている.

い．すなわち，わたしは，自分自身の中に他のひとを受け容れ，そのひとと共に見たり感じたりする．……わたしは，他のひとと共に見たり感じたりすることをわたしにさせてくれる受容性に関与しているからである．そのように見たり感じたりすることは，自分自身のものである．しかし，それは部分的に，しかも一時的に自分自身のものにすぎないのであって，貸し与えられているのである[33]．

　まさしく，「ケアの要件」(b)「患者の苦痛が耐えがたく解放される見込みのないものであると確信し」とは，患者の動機を自分の動機とする転移が医師におこる場合に，ということである．このようにオランダの安楽死の構成要件は，患者の安楽死の自発的要請という自律的意思だけではなくて，医師による患者の「苦痛の耐えがたさの確信」が必要なのである．だから死は医療のもとに置かれている．しかしここには危険もある．それは，医師が「誰が生きてよいのか，死んでよいのか」を決定することにも通じるからだ．そこで，「思いやり」が主観的，したがって独断的になることを防止するために，「独立した医師への相談」という項目が安楽死法の「ケアの要件」(e) にある．医師が，上の要件の確信において，ひとりよがりで主観的な判断に陥らないためにも，もう一人の医師の確認が必要だということである．耐えがたい痛みであるのか，本当に治療の方法がないのか，患者が自分の意思で生命終結を希望しているのか，たとえば家族からの圧力や他の事情によるものではない，ということを確認するためにである．

　以上述べてきたように，オランダの安楽死法の心髄は医師による「患者の耐えがたい苦痛」の確信，「思いやり」，「ケアリング」にある．それは ECHR 第 3 条の「非人間的に取り扱われない権利」の実質である．しかし，ケアの要件(b) を満たすだけであるとすると，

33　ネル・ノディングズ，立山善康ほか訳『ケアリング』晃洋書房，1997 年，46-7 頁．

安楽死は実質的に犯罪でないとしても，その結果が生命終結行為である以上，形式上生命権に反する．

1-4(3) 「生命の終結の仕方」と ECHR 第 8 条「私生活の権利」

4.8. 64[34] ホープ卿が述べたように，彼女が人生の終わりの瞬間をどう通過するかの選択は，生きる行為の一部であり，彼女はこれも尊重されることを求める権利がある．

65 ECHR の本質は，人間の尊厳と人間の自由の尊重である．ECHR の下で保護された生命の神聖さの原則を否定することなく，欧州人権裁判所（ECtHR）は，生命の質の概念が重要であることを第 8 条の下で考えている．医療の高度化と平均余命の延長の時代に，多くの人々は，老齢や，自己や人格のアイデンティティが強く保持された観念と矛盾する身体的または精神的衰退がすすんだ状態にとどまることを余儀なくされるべきではないと懸念している．裁判所は，この場合，人がどのように死ぬかを決定する権利は，第 8 条の意味の範囲内で私生活の権利の要素であると初めて裁定した（下線は筆者）．

4.19 個人の自律性（自己決定）は，人生の終了の選択に関しても，私生活の権利の文脈において ECHR によって大きな価値を与えられている．

13.3 人権裁判所の判例は，患者が自分自身を表現することができなくなった場合，患者の生命の終結が許容される可能性があることを認めている[35]．

　以上のように，人権裁判所の見解では，ECHR 第 2 条から死ぬ

---

34 64，65 などの数字は，欧州人権裁判所（European Court of Human Rights：ECtHR）で付与されている章番号．

35 フランスのランベール事件の際の欧州人権裁判所（ECtHR）判決（2015 年 6 月 5 日）．参照：European Court of Human Rights, Lambert and others v. France（Application No. 46043/14 ECHR 545, 5 June 2015）

権利は導出できない．しかし，患者が「生命の終結の仕方を選択する」こと，たとえば「尊厳のない悲惨な終末期を避けるという選択をすること」は ECHR 第 8 条の「私生活の権利」であると人権裁判所は認めた[36]．なぜなら「生命を保護する」とは「生命の長さ」だけではなく，「生命の質」をも考慮するということだからである．

　かつては生命の長さを人間はコントロールできなかった．しかし医療医科学の進展により人間は生命の長さのコントロールもある程度できるようになった．すると，終末期において，生命の質（苦痛）にも目が向けられ，患者の生命権の保護と私生活と個人の自主性を尊重する権利の保護との間にバランスを取ることが求められるようになった．だから，身体が極度に悪い状態に置かれ，しかもそれが非人道的な，尊厳を汚すような苦痛であり，改善する見込みが死以外なく，しかも社会や他者に危害が及ばない場合，いつどのように死ぬかを決定することは，国家や社会が干渉してはならない「私生活の権利」であると人権裁判所は認めたのである．

　「生の保護」とは，死に方を選ぶ権利を私生活の権利として認め尊重することなのである．そして「死に方」の選択が許されるのは，本人が自発的かつ十分熟考して，苦痛からの解放としてみずからの死を要請していることが確信され（形式），医師も患者の耐えがたい苦痛を「思いやり」として確信する（実質）場合である．しかも確信は，一般的生への「思いやり」ではなく，この個別的生への「ケア」である．

　個別的生のケアとは，ケアの要件 (c)，(d) の自覚のもとに，患者みずからがおかれた生の個別的状況を認識し，みずからの死までの生を決定するからである．誰でもない誰かとしての死ではなく，まさに私の死として自覚し，死に至る生を決定することなのである．そして「ケア」とは，このような他者の私秘的な動機を自分のものとすること（動機の転移）[37]，いわば「知覚する他人」を捉えること

36　参照：European Court of Human Rights, Pretty v. United Kingdom, §67.

37　ネル・ノディングズ，前掲書，51-2 頁.

なのである．

　したがって，安楽死の正当化の根拠の「不可抗力」とは，これまで，生命の尊重の義務と患者の自己決定権の尊重の義務の葛藤という緊急状態と解釈されてきたが[38]，それだけではなくて患者の「自己決定権」に対する医療者の「思いやり」と患者の「私生活の権利」の尊重とが結びついて，医療者の生命の尊重の義務と葛藤することなのである．ECHR とは，脆弱な生を保護する条約であり，死の自己決定を認める安楽死法とは両立不可能と思われているが，以上のようにオランダの安楽死法とは両立可能なのである．ただし，「生の権利」を保護する強力な法的および制度的保護手段の存在の確保のもとにではあるが．

　以上を纏めると以下のようになる．

① 自発的かつ十分に考慮された要請（本人の自己決定/自律）であることの確信（ケアの要件(a)）→ECHR 第 2 条：何人も，故意にその生命を終結されない→同意して，生命を終結する→ECHR 第 2 条に反しない（形式的正当化）可能性．

② 耐えがたく解放される見込みのない苦痛を確信（思いやり）（ケアの要件(b)）→ECHR 第 3 条：人間の品位を傷つける扱いを受けない→他に手段がない，苦痛から解放→ECHR 第 2 条に反しない（実質的正当化）可能性．

③ 自発的かつ十分に考慮して（自律）＋耐えがたく解放される見込みのない苦痛から解放（ケア）＋個別的，私秘的生命を終結する仕方の選択（ケアの要件(c), (d)）→ECHR 第 8 条，私生活の権利の尊重（社会は干渉するな）＝生命の保護（形式的・実質的・実体的正当化）．

38　参照：「安楽死行為の場合，「生命を維持する義務」と「患者の望む最善の医療を患者に施し患者の尊厳を守る義務」という相互に相反する義務が衝突した緊急状態」（平野美紀「オランダにおける安楽死論議」甲斐克則編『終末期医療と維持法』信山社，66 頁）．

1-4(4)　安楽死法の制度的保護と原理

3.2　判断能力のある患者がなす自己決定は絶対的ではない．生命を保護するために，刑法第293条のように，これに法的制限が課される場合がある．締約国は，適切と思われる場合に生命の終結を手配するために必要な自由を持っている．

4.4　尊厳をもって死ぬために介助を受けるという重度の苦しみを抱える患者の明白な意思に対して生命を保護する義務のバランスをとるのは，ECHR の締約国の責任．

4.5　重度の身体的または精神的苦痛を経験し，尊厳をもって死にたいと思う終末期の病気のような，医療専門家が医療処置や医療手段を提供することを可能にする締約国は，患者を圧力や虐待から保護する目的で，医療専門家が患者の自由で情報に基づいた明示的かつ明確な決定を遵守していることを確認するための強力な法的および制度的保護手段の存在を確保する必要がある．

　ECHR は，安楽死法を持つ国は，自己決定から生を保護するために「国家の裁量のマージン」を持つとし，法を保障するための制度を確保しなければならないとしている．オランダは制度的保護手段として，家庭医制度（信頼性），安楽死審査委員会制度（透明性），「ケアの要件」（自律性）を確保している．

　以上，法務長官控訴文書を道標として，オランダの安楽死法は，「生命の保護」，「自律（自己決定）」，「思いやり（慈悲）」と，「人間の尊厳の原則」から成り立っていること，同じ原理に立脚する欧州人権条約とは両立可能だということ，「生命の保護の理念の基に成り立つ法律」だということを論証した．飲み物

1.16　法的要件に従う医師の安楽死に対する免責の受け入れの根底には，生命の保護，患者の苦しみへの思いやり（慈悲），自己決定権（自律性），人間の尊厳という立法府が受け入れた諸原則がある．

第2章

オランダの安楽死と倫理

2002 年に，オランダで通称『安楽死法』が世界で初めて成立し，すでに 20 年になる．2020 年にコロナ禍の中でオランダでは 1 万 5000 人がコロナで命を落としている．それなら安楽死の数は減ったのではないかと思ったが，予想に反して安楽死の数は 19 年度より 577 件増え，6938 件あった．2022 年度は 7459 件あった．このことから，国民の 88% がこの法を支持していること[1] がうかがい知れる．2022 年の安楽死審査委員会（RTE）の安楽死報告書には以下のように報告されている．「2022 年は，オランダでの安楽死を合法化し，そして規制する，要請に応じた生命の終了および支援自死（審査手続き）法の発効は 20 周年を迎えた．RTE は，法律に定められた基準に基づいて，各々の安楽死届出を確認する．この 20 年間で，RTE は 91,565 件の安楽死の届出を検討した．その内 133 件では，法定の正当なケア基準が満たされていなかった．1 件の事件が刑事訴訟につながった．これらの数字は，この法律と RTE が意図した目標を達成したと結論付けることを暫定的に可能にすると信じている．安楽死手続きはオランダで細心の注意と透明性を以って行われている．また，この法律は予想を超えた効果を持っていたようだ．自然死した人のうち何人のひとが，自分の状態が本当に耐えられなくなった場合には，安楽死を選択できる可能性があることを知って安心しただろうか．私にとって，それは心強いことである」[2]．

---

1 Drede evaluatie WTL., 2017, p. 237 なおオランダの安楽死の実情等に関しては，拙著『認知症患者安楽死裁判』丸善出版，2020 年等を参照されたい．

2 RTE の機関紙 Regionale Toestingscommissies Euthanasie（RTE）, Jaarverlag, den Haag, April, 2022, p4. 審査委員会委員長 Jeroen Recour 氏の序文．

レメリンク委員会の流れを受け，安楽死法成立後に開始された調査委員会の第4次評価書は，2023年に刊行された．その概要の冒頭で，「この法律の目的は，患者の要求に応じて患者の生命を終わらせる医師に法的確実性を提供し，その行動の慎重さを保証し，医師に説明責任の枠組みを提供し，社会的透明性を促進することである」[3] と述べ，結論において「この第4回評価研究の全体的な結論は，法的確実性，十分な注意，透明性に関するWTLの目的が依然として十分に達成されているということである」[4] としている．

　それでは，オランダの安楽死の倫理的構造について開明[5]する（表2）．オランダの安楽死には正式な定義とされるものはないが，次のように一般に定義されている．「患者の要請に応じての医師による患者の生命の終結」．したがって安楽死とは「医師による患者の生命の終結」行為のことであり，患者の生命保護と対立する行為である．したがって安楽死法とは医師による患者の生命終結行為が免罪とされる場合を規定する法のことである．

　さて，前章「オランダの安楽死と法」で，オランダ安楽死法と，脆弱な生命を保護する欧州人権条約（ECHR）とが両立可能だということ，1）死が確実になったときにいつ死ぬか，どのように死ぬか，「死に方を選ぶ権利」はECHR第8条の「私生活を尊重される権利」の一つであること，2）この「死に方を選ぶ権利」は第3条の「拷問や非人間的な取り扱いを受けない権利」と関係すること，3）医師による患者の生命終結行為は，第8条の「私生活を尊重される権利」を尊重し，第3条「人間の尊厳の尊重」から帰結する「思いやり」に基づく行為である場合，「生を保護する義務」の不可抗

3　*Vierde evaluatie Wet toetsing levensbeëindiging op verzoek en hulp bij zelf-doding*, Den Haag : ZonMw, mei 2023, p. 23.

4　op. cit., p. 28.

5　K. ヤスパースが用いた Erhellung の訳語．概念的に把握し得ないものを，内部から照らし出す操作の意味.

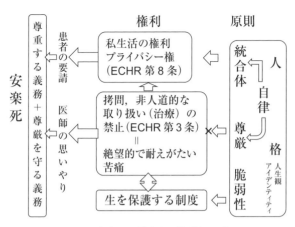

図3 安楽死を構成する権利と原則

力となり，その行為の違法性が阻却されることを述べた．

　本章は，さらにオランダ安楽死法は欧州生命倫理4原則で裏付けられているということ，そしてその背後には，人格というヨーロッパ2000年の歴史において開花した鍵となる概念があるということを開明したい（図3）．

　つまり大胆に想定して逆に言うと，人格を核に欧州生命倫理は構成されているのであり，安楽死法もその帰結から成るものであるゆえに，結局統合的・通時的な「人格的統合体 Persönlichkeit」である患者の事前意思表示書は判断能力を欠いた後期認知症患者の現在の自己決定にまさることにすらなる．したがって，スハルケン名誉教授の指摘するような認知症患者の「いま」の自己決定権すら，以前の意思表示書の解釈に基づく安楽死批判の根拠とはならない[6]．

6　参照：T. M. スハルケン，ベイツ裕子訳「重度認知症患者の意思表示書：意思決定能力のない患者の生命集結：法解釈に関しての上訴について」小出泰士編『生命倫理・生命法研究資料集Ⅵ』芝浦工業大学，2021年，2-19頁．スハルケン・アムステルダム大学名誉教授は，ハーグ地裁の認知症患者安楽死裁判無罪判決に対して，認知症患者にも生命権がある故に，事前意思表示書に基づいて安楽死を行ったことには非があると批判し，医療従事者たちに拡大解釈を認めた最高裁の判決に対しては，認知症患者であるとしても自己決定権がある

2-1 安楽死を求める背景

2-1(1) 患者の側の要望
――自己決定権(recht op zelfbeschikking)へ

　最初に安楽死を求める患者側の事実について確認しておく．安楽死を求める気持ちは古くから人間にあった．しかし現在問われているような安楽死運動が登場したのは，急性病に代わり慢性病が問題となったことと，モルヒネの使用による．1930 年代，イギリスで安楽死合法化運動が起こり，世界で初めての安楽死を求める団体が登場した．

　1935 年に設立され，支援自死の問題に関する英国の主要な研究機関である自発的安楽死協会は，「個人は尊厳を持って死ぬ機会を持つべきであり，末期の病気に耐えられないほど苦しんでいる個人に，明白な希望に反して，痛みを伴う長引く尊厳のない死を強いることになる法制度は，欧州人権条約第 3 条に違反していると意見を述べた」(ECtHR, Pre. 25[7])．

　近代医学の進展とともに，死を取り消すことはできないけれども，身体を生かし続け，死の訪れを引き延ばす（生を引き延ばすの

と批判した．しかし，その都度の自己決定権に対して，統合的・通時的な人格がなした事前指示の自己決定権が勝るのではないだろうか．なぜなら，そうでなければ，現在 101 歳の元強制収容所の看守が，70 年前に収容所のユダヤ人に対して行った犯罪が，70 年後の現在に裁かれ，懲役 5 年の判決が科されるなどということはありえないことではないだろうか．

7　ECtHR, Pre 25 = European Court of Human Rights, Pretty v. United Kingdom, 25（欧州人権裁判所，プリティ対イギリス裁判，25 章）＝欧州人権裁判所プリティ判決，25 章より．2002 年 7 月 29 日．身体的および精神的苦痛を増大させる変性疾患の壊滅的な影響に苦しんでいる女性プリティは，夫の助けを借りて彼女の人生を終わらせる選択を行使することによって苦しみを軽減したいと考えて，英国の裁判所に訴えたが阻却され，欧州人権裁判所（ECtHR）に上訴した裁判．

ではなく，死の過程を引き延ばす prolongation of dying process）ことが可能となった．そこから，自分の最期は自分で選択したいという思いから，患者には「死を選ぶ権利」が求められた．

医療が高度化し平均余命の延長の時代にあって，老齢や，自分の人生観やアイデンティティーと矛盾する身体的または精神的衰退がすんだ状態に長くとどめ置かれるべきでないと懸念している人が増えている（ECtHR., Pre. 65）.

オランダには 1994 年に成立した「医療契約法」という法律がある[8]．その 450 条で「1. 治療契約の履行の目的でなされる手続きは患者の同意を必要とする」と謳われている．換言すれば，同意がない場合は治療できないということになり，患者は治療を拒否する権利を持つとされる文章である．

治療の分野では，特定の治療を受け入れることを拒否することは，必然的に致命的な結果につながる可能性があるが，精神的に有能な成人患者の同意なしに，治療を施すことは，条約 8 条 1 項に基づく権利を侵害する仕方で，人の身体的統合性を妨げることになるだろう．国内の判例法で認められているように，人はみずからの寿命を延ばす効果がある治療への同意を辞退することによって死ぬ選択を行使すると主張することができる（ECtHR., Pre. 63）.

2-1(2)　医療者側の苦痛への思いやり（compassie met het lijden）――人間の尊厳（menselijke waardigheid）

オランダ語を公用語とするフランダース地方のベルギーの小児の医療者には「末期の病気に耐えられないほど苦しんでいる患者に」「思いやり」から，「安楽死」を認めてもよいとする医師が多い，という報告がある[9]．オランダには 2003 年に起草されたオランダ医師

8　De Wet op de geneeskundige behandelings-overeenkomst of WGBO（17.11.1994）.

9　例えば，新生児の医師の調査で「死を早めることになっても，不必要な苦痛を避けることに賛成」の医師が 79% いると報告されている（Veerle Pro-

会の「医師の誓い」，つまり，オランダ版ヒポクラテスの誓いがある[10]．「誓い」のほとんどはヒポクラテスの誓いを踏襲するものであるが，その中に注目したい誓いがある．「私は自分の可能性の限界を認識しています」[11]，「私は病人をケアし，健康を促進し，苦しみを軽減します」．苦痛の軽減もまた医師の仕事の一つなのである．

　本書の冒頭に掲げた森鷗外の『高瀬舟』の事例を考えてみても，日本の京北病院事件[12] を考えてみても，それから 2020 年の 12 月 23 日の NHK Web 特集[13] を見ても，やはり終末期医療の現実として，患者の絶望的な苦悩を見るに見かねて医師が死の介助（慈悲殺）をしてしまうということがありうる．そういう四苦八苦の状況の中で，どうしたら医師が法の正義に適う行動をとることができるのかが安楽死問題である．このように，安楽死問題は患者の自己決定権の問題だけではなく，医師の正義の問題ともいうことができる[14]．

---

voost et al, Medical end-of-life decisions in neonates and infants in Flanders, *Lancet*, 2005, 365：1315-20. 後出 88 頁〔図 5〕参照）．

10　オランダ，ハーグにある医師会本部に行くと，その正面入り口の壁いっぱいにこの『誓い』が大きく書かれている．

11　精神医学者であったカール・ヤスパースは，ヒポクラテスの "Iatrós philosóphos isótheos（Hippocrates, Decorum, 5）" という言葉を解釈している．通常は，「医師にして，哲学者にして神」と訳されているが，ヤスパースは，「医師は神と等しいのではなく，神に対して手を差し伸べる者である」と訳している．人間の医学には限界がある，助けられないという科学的限界があることの自覚である．医療者は，その場合，科学者として死の場面から撤退すべきだと主 張 し て い る（Karl Jaspers, Die Idee des Arztes, in：*Wahrheit und Bewährung*, Piper, 1983, S. 57）．

12　1996 年 4 月，末期癌で入院していた昏睡状態にある知人の 48 歳の患者に，独断で筋弛緩剤を投与，約 10 分後に死なせたとして，京北病院の院長（当時）が殺人容疑で書類送検されたが，結局，筋弛緩剤投与と患者の死の因果関係などの立証が困難となり，「安楽死」や「慈悲殺」ではなく自然死だったと判断されたため，「容疑なし」で不起訴処分に終わっている．

13　松江放送局 記者：奥野葉月「WEB 特集 "最終的な治療" は許されるのかある医師への取材記録」NHK ニュース．

14　身体的苦痛を取り去ることは，刑罰の問題としてもあった．ギロチンが登場したのも，「身体が責めさいなまれるのを避け，苦痛を与える芝居がかった

そういう意味でいうと，安楽死は，植松正が「安死術」の方が良いというように，医療の一環として捉えて訳す[15]見方が妥当性を持つといえる．しかし，本来医療というのは命を助ける，病気を癒す行為だから，安楽死はその意味では反対の行為になるわけで，医療行為とはいえないとする考えも強くある．しかし，同じように生を奪う妊娠中絶が医療とされていることを考えると，安楽死も医療として捉えることは可能である．

　それでは，医師は安楽死を施行する義務があるか，国家には安楽死法を立法する義務があるかと問うと，それに対して欧州人権裁判所（ECtHR）は「ない」と答えている．

**　自然に生じた疾患に起因する苦痛は，それが，当局（authorities ＝国家）が責任を持つ行為（たとえば，服役の条件，国外追放やその他の措置の条件）によって引き起こされている，あるいはその可能性がある場合には，それが身体的なものであれ精神的なものであれ，3条の射程に入る（ECtHR., Pre. 52)[16]．**

　ということは病気に起因する苦痛の場合は，医師や国家には責任がないのだから，医師が苦痛を癒す義務はないし，国家がそれを援助する法を策定する義務はない．

　それにもかかわらず，オランダが安楽死法を制定したのはなぜだ

処置を懲罰から除去する」ためであった（参照：M. フーコー『監獄の誕生』田村俶訳，新潮社，1977年，19頁）．

15　参照：植松正「安死術の許容限界をめぐって」『ジュリスト』269号，1963年．また，『高瀬舟』以前に安楽死問題を紹介したものとして，市村光惠の『医師之権利義務』宝文館，1906年があげられる．市村は「安死術」・「速死術」という訳語を当てている（参照：寿台順誠「安楽死論事始め」『生命倫理』27巻1号，5頁）．

16　このことについて小林真紀は私（筆者）宛私信（2021年8月30日）で次のように言っている．「言い換えると，疾患に伴う苦痛が国家に責任のない行為によって生じている場合は，3条の射程に入らないということになります．したがって，（安楽死を要請する患者が苦しんでいる）疾患による耐え難い苦痛は（当該疾患に罹ったのは国家のせいではないので）それだけでは3条の射程には入らない，というのが人権裁判所の理解だと私は考えています」．

ろうか．その解（開）明が本書のテーマでもある．私が，最近，オランダの安楽死論を考える際に，参考にしている重要な文書がある．それは認知症患者安楽死裁判に関する文書の一つで，法務長官控訴文書（ECLI：NL：PHR：2019：1338）[17]と呼ばれるものである．

　この文書が生まれたいきさつは，すでに，本書5ページで述べた通りである．再度述べれば，以下のようである．

　ハーグ地方裁判所は後期認知症患者に安楽死を行なった医師を無罪とした[18]．それに対して検察は控訴をした．しかし検察は，医師を控訴したのではない．医師たちは患者を目の前にして困っている，だから，最高裁はどうしたらいいのか，医師たちがどういう態度を取ったらいいのか，法の正義の観点をはっきりと教えてもらいたいと求めたというのが，この上訴文である．ほかの裁判の判決の文書はその事件の内容について詳細に書いてあるけれども，安楽死法が成立したいきさつとか，そういうものについては触れられていないのに対して，この法務長官控訴文書には，安楽死法がなぜできたのか，その経緯についても詳しく書かれている．いわば司法が初めて安楽死法の内容について語った文書である．

　そこで，この資料を手引きとして，私はオランダ安楽死の存在倫理論的基礎付けを解（開）明したい．

　法務長官控訴文書1.10のところに安楽死法の由来が説明されている．

17　以降，法務長官控訴文書からの引用は，終わりに（1338）と付記する．
18　第1章でもふれた2016年4月22日，ハーグにある介護施設で，後期認知症で意思表明不可能な74歳の患者を主治医である女性医師が注射で安楽死させたという案件である．患者は，まだ判断能力があるとされた初期認知症の時に，安楽死の意思表明をしていた．しかるべき時が来たので医師がその要請にしたがって，睡眠導入剤としてコーヒーに鎮静剤を混ぜて飲ませ，患者に薬剤を注射しようとした瞬間に問題が起こった．患者が手をひっこめるそぶりをしたのだ．この行動が，痛みに対してギョッとした反応からのものか，あるいは安楽死の拒否を意味したものなのか，医師はその点を確認することなく，家族が患者を押さえ安楽死を遂行し，患者を致死させたというケースである．
https://jbpress.ismedia.jp/articles/-/58024

1.10 立法府は，一方で絶望的で耐え難い苦しみからの解放を期待する人々の人格的自律性の重要性と，他方で個々の市民の命を守る政府の義務との間の適切なバランスを確保することを目的とした「ケアの要件（zorgvuldigheidseisen）」[19] の特別なシステムを作成したいと考えていた．この事件は，個々の市民の自己決定権と脆弱な人々の命を守る国家の義務との間の緊張に関するものである．安楽死を認める特別な責任を負う医師は，最大限の確実性を持つ権利があり，彼らが遵守するために必要なことを事前に知る必要がある．これは，生命終結の行動の報告に高い透明性を持つことが期待されている今，とても重要である（1338）．

患者の自律性，自己決定の尊重と「個々の命を守る政府の義務」，脆弱な生命の保護との間のバランスを確保することをオランダの政府は求めている．そこで「ケアの要件」を設定して，医師が要件を満たして安楽死を行ったとき，医師の刑罰を免ずるための法律として安楽死法が作られたのである．

しかもその際に欧州生命倫理の原則が根底に置かれたと書かれている．

1.16 法的要件に従う医師の安楽死に対する免責の受け入れの根底には，立法府が受け入れる生命の保護（beschermwaardigheid van het leven）の原則，患者の苦しみへの思いやり（慈悲 barmhartigheid），自己決定権（自律性），人間の尊厳がある（1338）．

1.22 慈悲の原則（耐え難い苦しみと戦う）は，ほとんどの市民によれば，安楽死法の基盤原則だが，自己決定権も多くの人にとって重要な役割を果たしている（1338）．

---

19 ケアの要件と聞いて，安楽死が「ケア？」というふうに思われる読者がいるかも知れない．オランダでは安楽死を，やはり医師の医療の一つとして捉えていると思われる．これまではオランダの安楽死法の最初の訳者である山下邦也氏の訳語に従って「注意深さの要件」というふうに訳してきたが，本書であえて「ケアの要件」と訳したのは，つまり安楽死は，生を保護するケアの一つということになると思うからである（参照：山下邦也訳「オランダ新安楽死法〈正文〉」『同志社法学』53 巻 5 号，1982 年，229-41 頁）．

2-2 安楽死法制定の過程

　それではオランダで，安楽死法はどのように制定されたのだろうか．すでに前章でも述べたが，オランダでは，刑法289条，287条で殺人を罰する法律があるが，その他に，1881年に，293条と294条を創設し，自殺幇助を罰する法律を立法した．法務長官控訴文書によると，

　1881年に立法府は，刑法293条（1881年旧317条）と294条で，要求に応じての生命の剥奪と自殺支援を犯罪化した（1338.7.20）．

　すなわち，自殺幇助を罰する規定を刑法に盛り込んだのである．
　オランダは自殺幇助に刑罰を科した．ただし，殺人よりは刑を軽くした．

　「（自死の幇助への）『要求』はほかの人によって殺されることの真摯な意思が明確に意識されていることを意味する必要があった」（同）と書かれている．結局**7.22（要求への）同意は生命の剥奪の犯罪を排除することはできないが，それは事実に非常に異なる性格を与える（1338）**ことになるから，自殺幇助は殺人罪よりも軽く処罰するということが書かれている．すなわち，同意をしているのだから，幇助を要求した「この人」に対する犯罪は消えるけれども，人の生命一般に対する犯罪は残るということである．

　そして2002年の安楽死法の成立の際には，刑法293条2項に
　第1項に記載されている犯罪は，刑法第2条に記載されている「ケアの要件」を順守し，当該医師が遺体埋葬法第7条2項に従って市の検死官に通知する場合，前項に定める行為は犯罪にならない．
が追記されて，安楽死法が成立した．

　ただし，オランダは293条，294条で「意図的に他人の明示的かつ真摯な要請で彼の人生を終結させる」と，安楽死法成立以前に

使用していた「奪う」という言葉に代えて、「終結させる」という表記を用いた。「生命を終結をさせる者は、12年の実刑判決」、それから294条で支援自死も同様に謳われた。

それでは、嘱託殺人で残った処罰の理由となる「人の生命一般に対する攻撃」が消えて、安楽死法において医師の行為が犯罪とされない根拠はどこにあるのかというと、それは、正当防衛と同様に、刑法40条の「不可抗力によってやむを得ず犯罪を行った者は、処罰されない」に基づくとされる。

安楽死行為の正当化事由として適用される「不可抗力（overmacht）」は、「義務の衝突（conflict van plichten）」であり、「緊急事態（noodtoestand）」と同意義に用いられている。これは、安楽死行為の場合、「生命を維持する義務」と「患者の望む最善の医療を患者に施し患者の尊厳を守る義務」という相反する義務が衝突した緊急状態では、注意深く、特に医学的な倫理基準と医師が有していると期待されるような経験とに従ってその義務を衡量した結果、よく考慮して医師が生命終結の選択をした場合には、その行為は不可抗力の下での行為として正当化されるというものである[20]。

そこで、安楽死行為が「生命を維持する義務」に対する不可抗力として免罪されることになる「患者の望む最善の医療を患者に施し患者の尊厳を守る義務」とは何かを考察する。この義務はさらに二つに分けて考えることができる。一つは「患者の望む最善の医療を患者に施す義務（患者の自己決定権の尊重）」で、もう一つは「患者の尊厳を守る義務（患者の苦痛からの解放＝生の質の保護）」である。これらが「ケアの要件」の内容をなしている。

ケアの要件の内容については、すでに何度も言及してきた通り、以下のように記載されている。

(a) 患者の要請が自発的かつ十分に考慮されたものであることを確信

20　参照：平野美紀「オランダにおける安楽死論議」甲斐克則編『終末期医療と維持法』信山社，66頁；甲斐克則「オランダにおける安楽死の法制度とその運用の実態」『終末期医療と刑法』成文堂，161頁.

し，

(b) 患者の苦痛が絶望的で耐えがたいものであると確信し，

(c) 患者に対してその状態および見込みについて説明し，

(d) 患者の状態への合理的な代替策が他に存在しないという結論に患者と一緒に達しており，

(e) 別の独立した医師に相談を行い，当該独立した医師が患者を診察し上記の4点についての医師の評価に合意しており，

(f) 安楽死を慎重な方法で実行した場合．

　このうち，要件(a)と(b)が特に重要である．要件(c)(d)は，要件(a)の必要条件である．以下(a)と(b)の二つの要件の内容について考察する．

2-3　自発的で十分に考慮された願いと私生活を尊重する権利——人格的統合体

　(a)の要件は，「自発的で十分に熟慮された願い（vrijwillig en weloverwogen verzoek）」の確信とある．これは，刑法293条の「明示的で真摯な請願(uitdrukkelijk en ernstig verlangen)」と異なることなのだろうか，それとも単なる言い換えに過ぎないのだろうか[21]．

7.20 法律の場合，「明示的で真摯な請願」という用語は，精神的に混乱していない人による，口頭または非言語的な，真剣で考慮されかつ永続的な意思の明確な声明を意味する（1338）．

　したがって「真正性（私が決定したということ）」が意味されているが，この真正性は，まだ前反省的な真正性であるともいえる．

---

[21]　参照：盛永審一郎「オランダにおける「明示的かつ真摯な要請」（刑法293条1項）と「自発的で十分に考慮された願い」（安楽死法2条a）の関係について」小出泰士編『生命倫理・生命法研究資料集Ⅶ』芝浦工業大学，2022年，260-90頁．後期認知症患者の意思表示が不明の場合，前者の意思表示が制限的でなく拡大的に解釈されるという裁判所判決をこの二つの関係を通して考察.

なぜなら，この請願を決定したのは私であるということが述べられているにすぎず，この請願が私の請願であると自覚的に把えられていないからである．

これに対して要件（a）の「自発的で十分に熟慮された願い（vrijwillig en weloverwogen verzoek）」は，「私らしさ」，「人格であること Persönlichkeit」であり，反省的な真正性であるといえる．

10.2 自発性とは，外部からの圧力が加えられているか（自発性の外部からの文脈の検証），理解された要求が意図された要求と一致しているかどうか，およびその意図された要求が精神的能力の障害の産物ではないかどうか（内部の自発性の評価）である．この場合，患者に対して外圧が働いているかどうかという問題は生じ得ない．ここで，進行性認知症になった患者が，形成された意思（内部の自発的なコミュニケーション）を意味的に表現できるかどうかという疑問が生じる．考慮は，高度な認知症患者には要求できない要件である．自発的でよく考えられた要求の要件は，安楽死の書面による要求が存在する場合にのみ必要な変更を加えて適用される（1338）．

7.23 本当に自発的でよく考えられた要求であるかどうかの医師による決定は，患者が明示的かつ真摯に人生の終わりを切望することが事前にすでに受け入れられている慎重な手順の一部である（1338）．

ここから明らかなように，「明示的で真摯な要請」はこの要請が患者の自己決定に基づくものであることを示している．「自発的でよく考えられた要求」は，この具体的な要求が‘私’の要求であることを示している．前者が，「私が決定している」ということで前反省的真正性であり，後者が「私の要求の決定である」ということで，反省的真正性であるといえる．

この二つの要請の関係をオランダの後期認知症患者の裁判を例にとり述べておきたい．検察・審査委員会・懲戒委員会は，首尾一貫した（coherent）と具体的（concreet）は同じ意味を持つとして，患者の具体的な要求がなければ，「明示的で真摯な要請」もないとして医師を殺人と裁定したが，地裁や最高裁は，判断能力を欠いて

表2　欧州生命倫理4原則（バルセロナ宣言）・ヨーロッパ人権条約・オランダ
　　　安楽死法の関連

	バルセロナ宣言 （1998年）	欧州人権条約 （1953年発効）	オランダ安楽死法 （2002年）
欧州生命倫理4原則	自律 autonomy	欧州人権条約前文	明示的でかつ真摯な要請（刑法293条）（前反省的真正性）Personalität
	統合体（不可侵）integrity	第8条　私生活の権利（プライバシー権）	自発的で十分に考慮された願いの確信（反省的真正性）Persönlichkeit
	尊厳 dignity	第3条　非人道的な扱いを受けない権利	絶望的で耐えがたい苦痛の確信⇒思いやり
	脆弱性 vulnerability	第2条　生命の保護	安楽死審査委員会（家庭医制）

いる後期認知症患者の具体的な要請がなくとも，明示的で真摯な要請があれば，拡大解釈が可能とし，医師を無罪と裁定した．なぜなら首尾一貫とは，オランダの辞典によれば，明確で筋の通った（helder en samenhangend）を意味するからというものだ．私の明示的で真摯な自己決定（自律）と私の具体的な要求（私らしさ・統合性）との葛藤の問題である．

　さて，この決定が欧州人権条約（ECHR）第8条の「私生活を尊重される権利」と関係する．ECHR（1953年）とは，脆弱な生を保護することを目的とした条約であり，締約国には遵守が義務づけられている．特に以下の条項が重要である．また欧州生命倫理の4原則等との関係を（　）内に示すと以下のようになる（表2参照）．
2条　故意にいのちが奪われてはならない（脆弱な生命の保護）．
3条　拷問の禁止　何人も，拷問または非人道的なもしくは品位 degrading を傷つける取扱いもしくは刑罰を受けない（尊厳・思いやり）．
8条　私生活および家族生活の尊重を受ける権利　第1項すべての者は，その私的および家族生活，住居ならびに通信の尊重を受ける権

利を有する（統合体・自律の尊重）.

法務長官控訴文書においても以下の権利と原則との関係が指摘されている.

13.3　安楽死および/または自殺支援に関する基本的権利は，人間の尊厳の原則に基づいており，何よりも生きる権利（ECHR 第 2 条），非人道的扱いを受けない権利（ECHR 第 3 条），私生活の権利（ECHR 第 8 条）に関連している（1338）.

4.1，13.3　欧州人権条約に基づき，オランダは王国の管轄内で市民の基本的権利と自由を保証する必要がある．これは，刑法や医療行為の法的基準にも影響を及ぼす．安楽死および/または支援自死で議論されている基本的権利は，人間の尊厳の原則に基づいており，非人道的な扱いを受けない権利（条約 3 条），私生活の権利（同 8 条）に関連している．安楽死法の立法の際に，この法と上記の条約におけるこれらの権利との両立可能性は，強く注意が払われた（1338）.

　第 8 条の「私生活を尊重される権利」についてもう少し説明しておこう．日本で「私生活の権利」というと，個人情報保護などの私生活の秘密領域を守る権利と理解されてしまいがちだが，そうではなく，ECHR 第 8 条へのガイド（Guide on Article 8 of the Convention）』において，「私生活や家庭生活において公的機関による恣意的な干渉から保護される権利」のこと，「人の身体的および心理的統合体を保護」（ECtHR, Pre 14.18）することと明確に指摘されている．したがって，私生活や家庭生活における自己決定は，国家や第三者からの干渉を受けない権利であるということ，一般的に「人格権」「プライバシー権」といわれているものである.

　申立人は，自己決定権は条約全体を貫いている一本の筋のようであるが，その権利が最も明確に認識され，保証されたのが第 8 条であると主張した．自己決定の権利は，自分の身体と身体に起こったことについて決定を下す権利を包含していることは明らかだ（ECtHR., Pre. 58）.

自律権，自ら決定する権利は，バルセロナ宣言とかユネスコの生命倫理宣言（2005年）に表れているように，統合体，尊厳，脆弱性とともに欧州生命倫理の4原則を構成している．これを欧州人権条約（ECHR）との関連でいうと，自律権そのものを謳った項目はない．自律は8条の「基礎になる重要な原則」だけれども，自己決定したことのすべてが権利として認められるわけではなく，私生活の範囲内は，他者や社会に危害を加えない限りは，プライバシー権として認められる．それを基礎付けるのは，つまり身体に起こったこと，そして身体と精神に起ったこと，これはアメリカのインフォームドコンセントの成立の裁判過程[22]においても言われてきたが，当事者本人に決定する権利があるという[23]，ことである．J. S. ミルの『自由論』[24]の「彼自身に対しては，彼自身の身体と精神に対しては，個人は主権者である」に拠る．結局，私とは，身体と精神の統合体であり，身体に起こったことは精神が決定する権利を持っているということ，そしてその背後に「人格」という考えがあるということである．

　なぜ，国家や第三者は私生活に干渉してならないのかというと，個人は「身体と精神の統合体（Integrity）」（不可侵性と訳されることもある）という概念に基づいているからである[25]．付言するなら

22　シュレンドルフ（Schloendorff）さんがニューヨーク病院を相手に裁判を起こした裁判：Schloendorff v. Society of New York Hospital, 211 N. Y. at 128, 105 N. E. at 92（1914）.

23　当該裁判でのカルドーゾ（Benjamin Cardozo）判事の意見（参照：R. フェイドン・T. ビーチャム，酒井忠昭・秦洋一訳『インフォームド・コンセント』みすず書房，1994年，101頁）.

24　J. S. ミル『自由論』（早坂忠訳『世界の名著38』中央公論社，1967年，225頁）.

25　もともとバルセロナ宣言は生物医学，つまりヒトゲノム解析研究，遺伝子解析などの技術に対抗して行われた宣言で，侵襲に対して身体は不可侵ということが謳われている．「統合体の概念はまた，特定の物理的特徴を含む．身体として肉化した人の主体は，統合体のゾーンを構成するといえる．このゾーンは，主体に属する個人の身体を表す．現象学的観点での人体は，単数形の人に

ば，ソクラテス，プラトン以来，ヨーロッパでは，人間は精神と身体の自己完結体として思念されてきたということ，宇宙も，国家も，人間一人一人も球体のような独立した完結体として捉える，そういう西洋独特の思想が根底にあるのではないだろうか．

　「人格」というものは「統合体」であって「不可侵」であるという原則は，残念ながら法務長官控訴文書には出てこないが，これがECHR 8条の根底にあると思われる．たとえば，次のように出ている．

　自己決定権は条約全体を貫いている一本の筋のようであるが，その権利が最も明確に認識され，保証されたのが第8条である（ECtHR，Pre. 58）．したがって，
自己決定の権利は，自分の身体と身体に起こったことについて決定を下す権利を包含していることは明らかだ（同）．

　それでは，自己決定はすべて尊重される権利を持つことになるのだろうか．「死を選ぶ決定」も権利として認められるのだろうか．もし私見を述べることを許してもらえるならば，私は「死を選ぶ権利」はあると思う．なぜなら，生とは，誕生から死へ至る過程のことをいうからだ．だから，生の権利は，「誕生の権利」とともに「死を選ぶ権利」を手にして初めて完成するのではないかと考えている．ところが，ECHRやオランダは，「死ぬ権利」を認めていない．

　「ECHRの第2条（生命に対する権利）は，生活の質や人が自分の人生をどのように終えるかを選択するかという問題には関係ない．第2条は，言語の曲解なしには，正反対の権利，すなわち死ぬ権利を与えるものと解釈することはできない．また，生命ではなく死を選ぶ権利を個人に与える意味で自己決定する権利を作り出すこともできない」（ECtHR, Pre. 39）．「13.3　ただし，安楽死また

とって個人的で適切なもののゾーンを構成するといえる．身体として肉化した人格のゾーンは，単独の人格にふさわしいものであり，したがって，不可侵である」（J. D. Rendtorff, "Bioethics and Medical Ethics" *Basic Principles in Bioethics and Biolaw*. vol. issue. 2, July-December, 2015, pp. 113-29）．

は自殺の権利は ECHR から導き出すことはできない」（1338）.

　サルトーリ（Sartori）は以下のように補説している.「人権裁判所で，プリティ夫人は，第2条は「生命そのものではなく生命の権利」を保護し，この権利は「生き続けるかどうかを選択する権利」を含むものとして読まれるべきであると主張した.裁判所は，条約第2条のプリティ夫人の解釈案を断固として否定し，この条項は「生の質に関する問題に無関心である」とし，「言語の曲解なしには，第2条が正反対の権利，すなわち死ぬ権利を与えているとみなすことはできない」と述べた」[26].

　そうだとするなら，安楽死・尊厳死の許容可能性はないことになる.しかし，人権裁判所は以下のようにいう.

　本件における申立人は，彼女の目からすると尊厳のない悲惨な終末期を避けるという選択を行使することを，法律によって妨げられている.欧州人権裁判所（ECHR）は，このことが，ECHR 第8条1項による申立人の私生活を尊重される権利に対する侵害であることを排除するわけではない（ECtHR, Pre. 67）.

　つまり，死を選ぶ権利は「私生活が尊重される権利」として認められる可能性があるというのである.このように ECtHR は，自分の人生をいつ終えるか，どのように終えるかは，私生活を尊重される権利の一つである，とした.それはどうしてだろうか.

　「自分の身体に関しては自分で決める権利がある」，ということである.**自己決定の権利は，自分の身体と身体に起こったことについて決定を下す権利を包含していることは明らかだ.彼女は，これにはいつ，どのように死ぬかを選択する権利が含まれており，自分の死の方法といつ死ぬか以上に，自分の人生を行う方法に人が密接に結びつくことができるものは何もないと述べた（ECtHR, Pre. 58）.**

　死が訪れることが明らかになったときに，「いつ死ぬか」，安楽死

26　Daria Sartori, End-of-life issues and the European Court of Human Rights: ECtHR. The value of personal autonomy within a 'proceduralized' review, *QIL, Zoom-in* 52, 2018, 23-43, 26.

で死ぬかとか尊厳死で死ぬかとかという，「死に方を選ぶ権利」は「私生活を尊重される権利」の一つである（ECtHR, Pre. 53）というのである．

　ドイツの憲法裁判所判決が 2020 年 2 月 26 日に出ている．本判決では，「死ぬ権利は人格権」と述べているが，この内容をよく見ると，**「生活の質と自分の存在の意味を理解した上で，人生を終わらせるという個人の決定は，自律的な自己決定の行為として国家と社会によって尊重されなければならない」**とある．したがって，「死ぬ権利」まで言及しているのではなくて，どういうふうに死ぬか，いつ死ぬかという「死に方の選択」の権利という，そこのところが意味されているのではないかとも考えられる．

　「死に方を選ぶ権利」も「死ぬ権利」の一つでないのか．そうではないと人権裁判所は答える．「死に方を選ぶ権利」は「生の権利」だと考えるのである．死ぬまでの生きかたを保護するということで，「生の質の保護」ともいえる．したがって，これは 8 条の「私生活を尊重される権利」の一つということになる[27]．

　彼女は，これにはいつ，どのように死ぬかを選択する権利が含まれており，自分の死の方法といつ死ぬか以上に，自分の人生を行う方法に人が密接に結びつくことができるものは何もないと述べた（ECtHR, Pre. 58）．

　現在の場合，治療は問題ではないが，申立人は，さらに悪化し，彼女の身体的および精神的苦痛を増大させる変性疾患の壊滅的な影響に苦しんでいる．彼女は夫の助けを借りて彼女の人生を終わらせる選択を行使することによって，その苦しみを軽減したいと考えている．ホープ卿が述べたように，彼女が人生の終わりの瞬間を過ごすことを選択する方法は生活（生きる行為）の一部であり，彼女はこれも尊重されなければならないと問う権利がある（ECtHR, Pre. 64）．

27　品川哲彦は，「かりに自発的安楽死が許容されるとすれば，その論拠は，それが死の選択であるからではなく，死に帰結するまで生きているあいだに当人に課される治療法の選択」という（『倫理学入門』中公新書，2020 年，183 頁）．

条約の本質は，人間の尊厳と人間の自由の尊重である．条約の下で保護された生命の神聖さの原則を否定することなく，裁判所は，生活の質の概念が重要であることを第 8 条の下で考えている（ECtHR, Pre. 65）．

　このように人権裁判所はそれを排除しないという．「安楽死」も「尊厳死」も，生きる方法だというのである．それはどうしてだろうか．

　患者が「生命の終結の仕方を選択する」こと，たとえば「尊厳のない悲惨な終末期を避けるという選択をすること」は ECHR 8 条の「私生活の権利」であると認めた．なぜなら「生命を保護する」とは「生命の長さ」だけではなく，「生命の質」をも考慮するということだからである（ECtHR, Pre. 67）．

　NHK で 2011 年に放送された『18 歳の選択』というドキュメンタリーで，華子さんという少女が，透析を拒否する際に「命は長さじゃないよ．どう生きていくかが問題だと思う」と語っていた．この言葉の意味するものである[28]．

　法務長官控訴文書にはつぎのように書かれている．

　4-8　欧州人権条約（ECHR）の本質は，人間の尊厳と人間の自由の尊重である．ECHR の下で保護された生命の神聖さの原則を否定することなく，欧州人権裁判所（ECtHR）は，生命の質の概念が重要であることを第 8 条の下で考えている．……裁判所は，この場合，人がどのように死ぬかを決定する権利は，第 8 条の意味の範囲内で私生活の権利の要素であると初めて裁定した（1338）．

　プリティ判決では，統合体（Integrity）という言葉が使われて，そのことが説明されている．

　第 8 条 1 項に基づく権利を侵害する仕方で，人の身体的統合体を

28　ヒューマンドキュメンタリー「ある少女の選択　18 歳 "いのち" のメール」2011.7.22，NHK 総合．／クローズアップ現代「ある少女の選択〜"延命" 生と死のはざまで〜」2010.12.8，NHK 総合．
参照：拙著『終末期医療を考えるために』丸善出版，2016 年，97-109 頁．

妨げるだろう。国内の判例法で認められているように，人の寿命を延ばす効果がある治療に同意することを辞退することによって死ぬ選択を行使すると主張することができる（ECtHR, Pre. 63）。

　つまり「私生活を尊重される権利」を侵害することは，人の身体的統合体を侵害することであり，治療を辞退することは身体的統合体に基づく「死ぬ選択」を行使することだというのである。

　本件における申立人は，彼女の目からすると尊厳のない悲惨な終末期を避けるという選択を行使することを，法律によって妨げられている。人権裁判所は，このことが，ECHR 第 8 条 1 項による申立人の私生活を尊重される権利に対する侵害であることを排除するわけではない（ECtHR, Pre. 67）。

　つまり，「排除するわけではない」ということは，悲惨な終末期を避けるという選択を妨げることは，「私生活を尊重される権利」に対する侵害であると述べている。

　Integrity の概念については，**「統合への敬意は，プライバシーへの敬意であり，とりわけ，患者本人自身の生活，人生と病気の理解に対する敬意である」**[29] とバルセロナ宣言で謳われている。さらに人格の統合は「ナラティブ」な概念，通時的な概念（過去・現在・未来）であり，「人生史」であるとされている。

　つまり，身体，そして精神，その統合体は不可侵ということである。だから，身体の質，生きる生活の質，それに対して評価というものが行われて，自分がどういういうふうに死を迎えるかという決定が行われる。その決定は不可侵だということである。ケンプらは，

　統合体は人間の不可侵性を説明する。もともとは腐敗していない人格の美徳で，直立，正直さ，善意を表現しているが，尊厳のように，そのように人の質として普遍化されている。したがって，それは触れて破壊されるべきではない時間空間（記憶と肉体的な生活の中で）の生活の一貫性を指す。それは人生の一貫性であり，経験から記憶され，

29　村松聡訳「バルセロナ宣言」『医療と倫理』編集委員会編『医療と倫理』(7)，関東医学哲学・倫理学会，2007 年，81-6 頁)．

物語で語ることができる．……プライバシーの権利の保護と，人体を私的な自己決定の領域として表現するこの統合体との間には密接な関係がある[30]．

と指摘している．

しかしたとえ要請に応じたとしても，自律を尊重することが，医師が患者を致死させる行為をも免罪とすることができるのか，生命を守る義務に対して不可抗力となるのかが，問われる．なぜなら，要請した「この人に対する犯罪」は免責されるとしても，「一般に人を殺す犯罪」は残るからだ．しかしそれに対する答えは否定的といわざるを得ない．なぜなら，自律権は消極的自由，自動詞的権利とされるからである．

死ぬ権利や生の権利などの自律権とは，もともと，他人に援助を要求する強い権利，積極的権利，他動詞的権利ではなく，他人に黙認や妨害しないことを要求する弱い権利，消極的権利，自動詞的権利なのである[31]．だから「死ぬ権利」「自己決定権」だけでは医師を安楽死の行為へと義務づけることはできないし，その行為を免責することもできない．にもかかわらず医師が患者の安楽死に手を貸すのは，医師の患者の「耐えがたい苦悩」への「思いやり」なのである．それが，クヴァンテが主張する「強い消極的権利」[32]なのである．それを解（開）明しよう．

30　P. Kemp, J. D. Rendtorff, "The Barcelona Declaration" SYNTHESIS PHILOSOPHICA 46 2008, 23；2, p. 244.

31　参照：H. Jonas, Rechte, Recht und Ethik：Philosophische Untersuchungen und metaphysische Vermutungen, Insel, 1992, S. 154.；R. M. Veach, The Basics of Bioethics-2nd, Prentice Halle, 2003, p. 73.；M. A. Warren, Is IVF research a threat to women's autonomy?, in Embryo Experimentation, P. Singer et al.（ed.）, Cambridge, 1990, 125-40.

32　M. Quante, Personales Leben und menschliches Tod, StW1573, 2002, S. 267（高田純監訳『ドイツ医療倫理学の最前線』リベルタス出版，2014年，238頁（ここでは「強い消極的権利かつ弱い積極的権利」）．

2-4 絶望的で耐えがたい苦痛と非人道的な扱いを受けない権利——人格

　「ケアの要件 (b)」は，「患者の苦痛が絶望的で耐えがたいものであると確信し」である．「絶望的 (uitzichtloos) 苦痛」と「耐えがたい (ondraaglijk) 苦痛」の二つが含まれている．「絶望的苦痛」とは，

　11.14　医師は医学的に苦しみが絶望的であるかどうかを評価する．苦しみを和らげるために可能な合理的な他の治療法はあるか？　これに対してどのような影響が期待でき，どれほど負担が大きく，可能な治療法はどのくらい早く期待できるのか？　患者の意見は，苦しみがいかに耐え難く，絶望的であるかを医師に判断させるべきだ（1338）

とある．

　他方，「耐えがたい苦痛」とは，

　11.7　安楽死を適用できるかどうかという問題についても，苦しみの耐え難い性質を判断する必要があるが，苦しみの絶望とは対照的に，それは非常に主観的で客観化するのが難しい要因である．それにもかかわらず，苦痛が自分自身，親戚，ケア提供者にも明らかでない場合，医師は苦痛を感知できなければならず，医師としての彼の経験に基づいて，さまざまな形や程度の特定の健康状態の結果に基づいて，ある程度客観化することができる．苦しみが心理的であるほど，その耐え難さを判断することはより困難になり，医師のより注意深い評価が必要になる（1338）[33]．

　前者は，精神的苦痛であり，苦悩である．後者は身体的苦痛（心理的苦痛も含む）であり，当事者の判断によるから，意思表示が重要となる．

33　法務長官控訴文書（1338）11.12, 11.15 も参照．

ECHR 第3条，「非人道的な扱いを受けない権利」に目を向けよう．

治療が個人に対する屈辱や堕落，人間の尊厳に対する敬意の欠如，または穢したり，個人の道徳的および身体的抵抗を弱めたりすることができる恐怖，苦悩，または劣等感を喚起したりする場合，それは品位を下げる（degrading）ものとして特徴付けられ，また第3条の禁止に該当する可能性がある（ECtHR, Pre. 52）．

このような状況におかれた患者に対して，苦悩への「思いやり」から支援する医師の行為は，患者の尊厳を守る行為として不可抗力とならないだろうか．

しかしこの権利が患者にあるからと言って，患者が死を望んだとしても，患者の要請に従い医師が患者を致死させることを義務づけられることにはならない．なぜなら，医師に患者が被る苦痛の責任がないからである．だから，患者にこの権利があるとしても，せいぜい，許容されるのは尊厳死（治療の差し控え・中止・緩和ケア）までであろう．

3.13　この法律はまた，医療行為が不必要または不釣り合いである場合，または単に人工的に寿命を延ばす以外に何の効果もない場合は，継続してはならないと規定している．医師は，このような状況で死亡した人の尊厳を尊重する義務があり，そのような場合に緩和ケアを提供することによって患者の生活の質にサービスを提供することが義務づけられている（1338）．

また，たとえ患者が非人道的な立場にあるとしても，その責任が国家にあるのではない場合，国家には安楽死法を制定する義務はないということになる[34]．けれども，それにもかかわらずなぜオランダは安楽死法を立法したのか．それは，「人間の尊厳」が毀損されているからであり，人間の尊厳を保護するためである．それがオランダの安楽死法の内実ということで，その根拠を開明する．

34　注16参照．

1.16 法的要件に従う医師の安楽死に対する免責の受け入れの根底には，生命の保護，患者の苦しみへの思いやり（慈悲），自己決定権（自律性），人間の尊厳という立法府が受け入れた諸原則がある（1338）．

1.22 慈悲の原則（耐え難い苦しみと戦う）は，ほとんどの市民によれば，安楽死法の基盤原則であるが，自己決定権も多くの人にとって重要な役割を果たしている（1338）．

4.1 欧州人権条約（ECHR）に基づき，オランダは王国の管轄内で市民の基本的権利と自由を保証する必要がある．これは，刑法や医療行為の法的基準にも影響を及ぼす．安楽死および/または支援自死で議論されている基本的権利は，人間の尊厳の原則に基づいており，非人道的な扱いを受けない権利（条約3条），私生活の権利（同8条）に関連している．安楽死法の立法の際には，この法と上記のECHRにおける権利との両立可能性に，強く注意が払われた（1338）．

4.3 尊厳をもって死ぬために介助を受けるという重度の苦しみを抱える患者の明白な意志に対して生命を保護する義務のバランスをとるのは，ECHRの締約国の責任である（1338）[35]．

絶望への思いやり，それが患者の尊厳の回復，患者の自己決定権の尊重へと，導く．言い換えるなら患者の「生の質」の保護である．

申立人は，自己決定権は条約全体を貫いている一本の筋のようであるが，その権利が最も明確に認識され，保証されたのがECHR第8条であると主張した．自己決定の権利は，自分の身体と身体に起こったことについて決定を下す権利を包含していることは明らかだ．彼女（プリティ夫人）は，これにはいつ，どのように死ぬかを選択する権利が含まれており，自分の死の方法といつ死ぬか以上に，自分の人生を行う方法に人が密接に結びつくことができるものは何もないと述べた（ECtHR, Pre. 58）．

ホープ卿が述べたように，彼女が人生の終わりの瞬間を過ごすことを

---

35 参照：法務長官控訴文書（1338），4.6，13.1，13.3．

選択する方法は生活（生きる行為）の一部であり，彼女はこれも尊重されなければならないと問う権利がある（ECtHR, Pre. 64）．

　条約の本質は，人間の尊厳と人間の自由の尊重である．条約の下で保護された生命の神聖さの原則を否定することなく，裁判所は，生活の質の概念が重要であることを第 8 条の下で考えている（ECtHR, Pre. 65）．

　そこで，患者の尊厳を守る義務を検討する．こちらは先にも述べたように，医療者の側が考察の対象となる．患者が「絶望的で耐え難い苦しみ」の状態にあることを医療者が確信したとする．そのとき，その耐え難い苦しみの状態から患者を解放してあげたいと医療者は患者を思いやる．なぜなら医療者の任務の一つに，オランダ版の「医師の誓い」にも謳われていたように，「苦しみからの解放」があるからだ．患者への「思いやり」が患者を，『高瀬舟』の喜助が弟の喉からカミソリの歯を抜いたように，結果として患者を致死させることになる支援へとつながる．しかしこれは相手の「生の権利」に反する行為であり，犯罪である．ただし，もしこの行為が「尊厳を保護する」義務からの行為でもあるならば，「不可抗力」，「緊急事態」における行為となり，刑法 40 条により免罪される．

　調査委員会の第 4 次評価書においても，以下の様に指摘されている．「現在の診療における医師の役割には，患者の要望と苦痛を評価し，安楽死や支援自死を慎重に実施することが含まれる．……苦しみに関する専門的判断の意味を弱めることは，安楽死法の保護機能を低下させ，安楽死の権利があるという誤った考えを国民に植え付ける可能性がある」[36]．

　ヨーロッパではベラルーシを除いて，現在，死刑制度は廃止されている．なぜ死刑制度がヨーロッパで廃止されたのか．それは生命保護の観点はもちろんであるが，それだけではない．ヨーロッパで

36　*Vierde*, ZonMw, mei 2023, 271-2.

死刑制度が廃止された真の理由は，シュテッカー（Stoecker）が，彼の論文の中で次のように述べているからだ．

「真正性，すなわち自らの生の作者であるということは，個々の人格性の理想に属する．ある人格の自己決定へ強力に干渉することは，したがっていずれにせよその人の人間の尊厳を傷つけるように思われる」，「死を逃れられぬ囚人が抱く，彼の目の前の未来に対しての完全で比類のない無力さである」[37] など．

このように，囚人は死刑の宣告により未来を切り開く自己決定を奪われてしまっている．それは一見，雪崩で遭難する登山家と似ている．しかし遭難する登山家と死刑囚では異なる．なぜなら登山家はまだ雪崩から脱出する希望を失ってはいないが，死刑囚には死刑を逃れる希望はないからである．

同じことを，カミュも死刑囚は二度死刑になる，一度目は刑を宣告されたときに，二度目は執行されるときに，と表現している．「人間は死刑執行を予期することによって，死ぬよりはるか以前に壊滅してしまう．彼が殺したのは一度だけであるのに，二度の死が科せられることになる」，「数か月，時に数年もの間，なにものをも喰いつくしいためつけずにはおかぬ恐怖が死刑囚に科されるが，この恐怖は死よりもさらに苛酷な苦痛であり，被害者には科されなかったものである」，「絶望的で無力な状態に陥れる」[38]．このように，死刑は人間の尊厳を毀損する，だからヨーロッパでは死刑制度が廃止されたのである．

最終的に治療法のない患者は，死刑囚と同じ状況に置かれているのではないだろうか．「逃げ道なく予見可能な絶望的な苦しみの状況に終わる人」，「尊厳のない悲惨な終末期を避けるという選択をすること」，「明白な希望に反して，尊厳のない痛みを伴う長引く死」，

37　R. Stoecker, Todesstrafe und Menschenwürde, H. C. Jacobs（Hg.）, *Gegen Folter und Todesstrafe*, Peter Lang, 2007, 265-304.

38　A. カミュ『ギロチン』杉捷夫・川村克己訳，紀伊國屋書店，1968 年，34 頁.

人々が支援自死を要求した理由は「救いようのない耐えがたい痛み，徒労な死ぬまでのプロセス，自律性の喪失」というような表現が患者には付されている[39]．つまり，死刑囚と同じように，終末期の患者の置かれた状況は，自己決定で切り開く未来を喪失している．すなわち尊厳のない状況にあるから，患者の尊厳を保護すること，すなわち患者の「生の質」を保護することが求められる．たとえ，それは生命の終結を帰結するとしても，それは患者を故意に（intentionally, absichtlich）致死させることではない．

4.4 絶望的で耐え難い苦しみの患者の自発的かつ十分に考慮された要求にたいして医師が安楽死を適用することは，欧州人権条約（ECHR）の2条の意味における故意に生命を剝奪することの一形態ではない（1338）．

嘱託殺人に含まれる一般的に人を殺すという犯罪を逃れるためには，不可抗力として「生の質」を保護するという行為が必要である．そこで，ECHR第8条，それに第3条が加わり，安楽死の免罪可能性へと進むことになる．それがオランダ安楽死法の「ケアの要件」の内容を構成している．

(a) 患者の要請が自発的かつ十分に考慮されたものであることを確信し（これはECHR第8条の「私生活を尊重される権利」である），

(b) 患者の苦痛が絶望的で耐え難いものであると確信し（これがECHR第3条の「非人道的取り扱いの禁止」である），「思いやり」の行為へと導くのであり，これを補うのが，

(c) 患者に対してその状態および見込みについて説明し，

(d) 患者の状態への合理的な代替策が他に存在しないという結論に患者と一緒に達しておりという要件が満たされているということ，（c）（d）の条件と満たすことは，患者と医療者が協働してインフォームドコンセントを行ない，（a）の条件をつくり出すということであ

39　参照：法務長官控訴文書（1338），1.17, 4.8（ECtHR, Pre. 25）．

る.

　先に述べたように，インフォームドコンセントのあとの反省的な真正性が安楽死法の要件で規定されている「自発的でよく熟慮された願い」である．それに医師による人工呼吸器の差し控え・中止という不作為が加わる場合，それが日本でいわゆる尊厳死と言われる場合であり，この場合の生命権に対する抗弁は「患者の意思の尊重」ということで，「免責の抗弁」になる．それに対して，安楽死の場合は，「患者の意思の尊重」にプラスして「医師による思いやりからの作為」が付け加わる．したがって安楽死の場合，生命権と対抗するのは「絶望的な耐え難い苦痛からの解放」，「生の質（尊厳）の保護」ということであり，それが「正当化の抗弁」ということで，免罪を構成することになる．

　2000年の日本での「エホバの証人事件」の最高裁判決では，医師側の説明義務違反で患者の人格権が侵されていると裁定された．それでは，説明義務がきちんとなされていれば，人格権が成立し，無輸血での治療の希望は尊重されるということになり，すでにこの判決でもって，治療の差し控え・中止が「免責の抗弁」として認められていたといえるのではないだろうか（無輸血手術をしたと捉えるならば，自然状態に戻したとはいえないのだから，作為があるのであり，「正当化抗弁」が必要になるのではないだろうか）．

　根底にあるのは統合体としての「人格体（Persönlichkeit＝私らしさ）」である．ドイツの哲学者クヴァンテ（Quante）は以下のように言う．「生命医療倫理学の核心をめぐるドイツの議論において人格の概念が中心的役割を演じているといっても確かに誤りではない」[40]，「人格の同一性が医療倫理学において根拠づけの役割を果た

40　M. クヴァンテ，高田純監訳『ドイツ医療倫理学の最前線』リベルタス出版，2014年，11頁（M. Quante, *Personales Leben und menschlicher Tod*, Suhrkamp, 2002）．

すかどうか」[41]，と．つまり，オランダで安楽死が認められる論理というのは，人間は身体と精神の統合体，人格であるということ，そしてこの人格の自己決定（私生活の権利）を尊重するということ（責任阻却）と，患者の人格，「私らしさ」，尊厳（生命の質）を保護するという思いやり（違法性阻却）から患者を致死させること，ということである．

クヴァンテはさらに次のように言う．

　　今日，人間の特殊的な指標となるものはなにかを尋ねるならば，次のような定義が有望な候補となるであろう．すなわち，人間は，人格的生活を送るという努力によって他の生物から区別される．自分自身の生活を送り，自分自身の道を歩もうという要求，および自分の行為に「人格的な」特徴を与え，「人格」のスタイルを展開するというイメージは自分の「人格体〔Persönlichkeit〕」であり，自分自身の性格を展開するという人間生活の基本的目的を表現する2つの様式である[42]．

人間は，パラパラ漫画の一枚一枚の画像でもないし，それらの残像でもない，通時的・統合的存在だということである．

最後に，以上述べてきたオランダの安楽死法は，脆弱な生を保護する制度の下に成立するということを付言して本章を終える．

4.5　重度の肉体的または精神的苦痛や苦悩を経験し，尊厳をもって死ぬことを望む末期患者などの苦しんでいる成人の生命の終結を助けるための医療または医療手段を医療専門家が提供することを許可する締約国は，患者を圧力や虐待から保護する目的で，医療専門家が患者の自由で情報に基づいた明示的かつ明確な決定を遵守していることを確認するための強力な法的および制度的保護手段の存在を確保する必要がある（CCPR/C/GC/36[43]，9）」（1338）．

安楽死法を作るかどうかの判断の余地は国家に残すが，安楽死法

41　同前，11頁．

42　同前，13頁．

43　国際連合「市民的および政治的権利に関する国際規約」

を提供する国家は、「脆弱な生を保護する」義務があるということである。オランダでは信頼性をつくる家庭医制度、透明性を保障する安楽死審査委員会、それから安楽死法のケアの要件 (e) の「第三者の医師による患者の意思の確認」、そして自律性の教育、医療契約法の「情報の提供の上でのインフォームドコンセント」、などが「脆弱な生を保護する」制度として整備されている。これらについてはすでに拙著[44] において述べたので参照されたい。

　このように、オランダの安楽死法は、事実、法、倫理、制度の観点から構成されているのである（vi 頁の図 1 参照）。

44　拙著『終末期医療を考えるために』丸善出版、2016 年、『認知症患者安楽死裁判』丸善出版、2020 年、『安楽死法：ベネルクス 3 国の比較と資料』東信堂、2016 年、シンポジウム「安楽死法と「私生活の権利」—生命の権利と人間の尊厳」『生命倫理・生命法研究資料集Ⅶ』（小出泰士、芝浦工業大学、2022 年、とくに 138〜148 頁収載のパワーポイントの図表）。

第3章

安楽死アトラス

思いやりモデルとリベラルモデル

3-1　スペイン安楽死法[1]を手がかりに

　2020年12月17日，スペイン下院は長年にわたる議論を経て安楽死法案を賛成198，反対138で可決した．さらに下院は，上院で修正された案を2021年の3月18日，賛成202，反対141，棄権2で可決し，2021年6月25日に安楽死法を施行した．1年間で180人が安楽死したと保健大臣が2022年6月に報告した[2]．

　はじめに，スペインの『安楽死を規制する基本法』の前文を見てみよう．安楽死の一般的定義から始まる．

　安楽死は語源的に「良い死」を意味し，その人自身の明白な意思に基づき，そして苦しみを避けるために生み出された，人の人生を終わらせる意図的な行為として定義することができる．現在の生命倫理学と刑法では，「安楽死」という用語の使用を積極的かつ直接的に行われるものに限定するという幅広い合意があり，消極的安楽死として指定された取り外しによる行動（延命を目的とした治療を差し控えたり，医学的介入によってすでに導入されている治療の中断），または間接的な積極的安楽死（患者の死を加速させたとしても身体的または精神的苦痛を軽減する薬物または治療手段の使用－緩和ケア）と見なすこと

1　Ley Orgánica 3/2021, de 24 de marzo, de regulación de la eutanasia（『安楽死を規制する3月24日の基本法，2021年3月』）.

2　*Evangelical Focus*, 24 August 2022.

ができるものは，生命倫理学や刑法の安楽死の概念から除外されている．

この定義はオランダをはじめ各国の安楽死法にも通用している[3]．患者の要請に基づく（病の）耐えがたい苦痛からの解放を求めての医療処置としての生命終結である．

つぎに，安楽死が求められる時代的背景が簡潔に示されている．①健康寿命と平均寿命の相違 ②治癒することも生活の質を改善することもない生を引き延ばす技術の発達 ③価値観の世俗化 ④健康分野でも自律性の重視，である（表3）[4]．

そのあとに，安楽死と憲法の原則や法との関係が取上げられている．

安楽死の合法化と規制は，人々の権利の基礎であり，したがってスペイン憲法に含まれている本質的な原則の両立性に基づいている．それらは，一方では生命と身体的および精神的「統合体 integrity」に対する基本的権利であり，他方では，「尊厳」，「自由」，または意思の「自律」などの憲法上保護されたものである．

これらの原則，「統合体」「尊厳」「自律」は，まさに欧州委員会の「バルセロナ宣言」(1998)[5]やユネスコの「生命倫理宣言」

3　カナダ（C-14 2016；An Act to amend the Criminal Code and to make related amendments to other Acts）概略：耐え難い苦痛を引き起こす重大で回復不可能な病状を持ち，死に際に医療援助を求めたい人の自律を認めている．オーストラリア/ビクトリア州（The Voluntary Assisted Dying Act 2017）概略：最高の緩和ケアと終末期ケアがあっても，人生の終わりに近づくと，受け入れられない苦しみを経験し，死ぬための支援を求めたいと思う人もいる．ニュージーランド（The End of Life Choice Act: EoLCA, 2019）死を早めることによってその人の苦しみを和らげるために，主治医または臨床看護師によるその人への投薬の実施，など．

4　リベラルモデルは③と④，尊厳モデルは①と④，私生活尊重モデルは②と④．3.

5　参照：村松聡訳「バルセロナ宣言」『医療と倫理』編集委員会編『医療と倫理』(7)，関東医学哲学・倫理学会，2007年，81-6頁．参照：小出泰士，「ヨー

表3 安楽死のモデル

		生命倫理4原則	欧州人権条約	対象者 背景理由①〜④	主な国・州
思いやりモデル	尊厳モデル	人間の尊厳	第3条 拷問・非人道的な扱いを受けない権利 思いやり	余命6か月 絶望的で耐えがたい苦痛 例）癌末期の患者・ALSなどの神経難病 ①と④	ビクトリア州（豪）・ニュージーランド・オレゴン州（米）・ベネルクス3国・カナダ・スペイン・オーストリア
	人格的統合体モデル	統合体	第8条 私の生（私生活）の権利 死を選ぶ権利	合理的な解決策がない 例）認知症，精神疾患者，複合老人性疾患 ②と④	ベネルクス3国・カナダ・スペイン
リベラルモデル		自律		例）人生終焉等 ③と④	スイス・ドイツ

注：表中の①〜④は，安楽死が求められる時代的背景を示した，58頁①〜④参照．

（2005）で謳われた欧州生命倫理の4原則である．他の国の安楽死法には，法の成立の由来や道徳の原則との関連を記述してあるものはない．ただし，オランダの「認知症患者の安楽死事件」をめぐる裁判で，検察庁長官が最高裁に宛てて書いた，法務長官控訴文書（2019年）[6]があり，そこで，「生命倫理原則」や「欧州人権条約（ECHR）」（1953）で謳われた諸権利と安楽死法の関連が示されている[7]．ただし，法務長官控訴文書では，「自律」，「尊厳」，「脆弱性」の3原則については触れられているものの，「統合体」に関しては

ロッパの倫理原則」『生命倫理・生命法研究論文集』2022，ⅰ-ⅶ頁．

6 ECLI：NL：PHR：2019：1338

7 すでにこのことに関しては報告したので，以下の拙稿を参照されたい．「オランダ安楽死の法と倫理」『生命倫理・生命法研究論文集』2022年，135-158頁；「オランダ安楽死法と欧州人権条約」『生命と倫理』上智大学生命倫理研究所紀要，8号，2021年，5-17頁．

全く触れられていなかったが，今回のスペイン法には，「統合体」も上記のように明記されている．

つぎに，生命の保護との関係が問われることになる．まさに4原則の残りの一つである「脆弱性」との関係における安楽死の法的位置づけである．

そのような法改正は，私たちの憲法の枠組みが保護することを要求する生命に対する権利に関して，人々を無防備なままにしている．代わりに，重篤で慢性的な障害のある病気，または重篤で不治の病の状況にあり，許容できると考えられる状況下では緩和できない耐え難い苦しみに苦しんでいる人々の自律と生命を終わらせる意思を尊重することを立法しようとしている．私たちは安楽死の文脈と呼んでいる．この目的のために，この法律は，特定の明確に定義された場合に安楽死を規制し，非犯罪化する．決定の絶対的な自由を保護し，あらゆる種類の外圧を排除する十分な保証に従う．

本来，患者の要請に基づいて致死させる安楽死，あるいは自死を支援する行為（支援自死）は，嘱託殺人罪または自殺幇助罪であり，処罰されるが，一定の適格条件を満たした場合，医療者の行為を「非犯罪化」する法が安楽死法，支援自死法だというのである．それは，「生命の保護の義務」（脆弱性）と「人間の尊厳」の尊重の義務との葛藤という状況においての緊急避難，不可抗力としての行為と捉え，その違法性を阻却するという論理である[8]．

つぎに，安楽死の二つのタイプについて言及されている．

一方では，安楽死（支援自死）を実行する人が利己的な行動をしていないと考えられる場合や思いやりのある理由がある場合に，安楽死（支援自死）行動を非犯罪化する国，したがって必要な保証を提供しない不確定な法的空間を作り出してしまう国．

---

8 たとえば，カナダ法にも記載されている．「過失致死罪，自殺幇助罪および有害物の投与罪の免除を設けること．適格基準および保護措置」．とはいえ，楽死法を持つ国では，医師の良心的拒否権を認めていて，信仰等の理由で，安楽死を支援しない自由を医師に認めている．

他方では，特定の要件と保証が遵守されていることを条件に，安楽死が法的に許容される慣行である場合を規制している国．

　前者がスイスとドイツ，後者がオランダをはじめとする他の安楽死の国々である．

　続いてスペインの安楽死法は，法律の内容の個々の説明，目的と範囲，死の支援をするための要件，手順等の説明に入っていくのであるが，スペイン法の個々の内容に関しては巻末の資料 2 の表 1 と表 2 を参照してもらうとして，ここでは，上記のモデルと原理をアリアドネの糸として，世界の安楽死アトラスを描くこととする．

3-2　安楽死のモデル

　スイスやドイツでは，「自死支援」が，利己的な理由で行なわれるのでなければ，犯罪とされない．これは人の自律的決定を尊重するモデルであり，「リベラルモデル」と名付ける．

　終末期にある患者の絶望的で耐えがたい苦痛からの解放の要請に応えて患者を致死させる安楽死を，「思いやりモデル」と名付ける．オランダをはじめ多くの安楽死法のある国がこのタイプである．さらに，「思いやりモデル」の第 2 のタイプとして，医療医科学の進展の結果，死を引き延ばす技術が可能となり，本人が望まずに生を引き延ばされることから生じる苦しみと屈辱からの解放を求める「人格的統合体」モデルがある．ベネルクス 3 国，スペイン，カナダはこのタイプである．

　区分の際に，致死薬を処方し，患者がそれを自己投与し自死する「支援自死」と，致死薬を直接患者に投与して致死させる「安楽死」の相違が問われることがある．両者には，「作為」，「意図」という観点で相違があると一般的に理解されているが，「不作為」も「作為」だし，「意図したかどうか」は本人しか本当のところわからず，さらに行為に「予見」という認知的観点を適応すると，両者とも

に，死を予見することができることから，質的な相違はないことになる．特に，オランダのように，医師の管理の下で行なわれる「支援自死」は，オランダが定義しているように安楽死に分類できる．83頁の表4「医療上の生命終結の3タイプ」を参照されたい．

ベルギーのフランダース地方（オランダ語を公用語とする地域）の医師の調査の報告（図4）がある[9]．乳児における治療の「差し控え」「取り外し」，「（苦痛を緩和する）薬の使用」のケースにおいて医師は乳児を致死させる意図があるか，ないかの調査である．「差し控え」でも「明白な意図あり」が41%，「取り外しに」においては78%である．この結果からも，「差し控え」や「取り外し」を行う医師の行為を致死の意図なしとして，安楽死とは異なり，正当化可

医師たちによる生を短縮する意図	治療をしない決定		薬の使用 (n＝57)＊
	差し控え (n＝32)	取り外し (n＝54)	
意図なし	11（34%）	5（9%）	29（51%）
意図もある†	8（25%）	7（13%）	11（19%）
明白な意図	13（41%）	42（78%）	17（30%）
p‡	0・379	＜0・0001	0・0001

＊医師に生命を縮める意図がなかった場合，あるいは痛みを軽減する目的があった場合，薬物の使用を，潜在的な生命短縮効果のある用量のオピオイドによる痛みおよび/または兆候の緩和と定義しました(n＝40)．医師が生命を縮める意図を持っていた場合，薬物の使用を致死量（投与量）の薬物投与と定義しました（n＝17）．
†生命を縮めることは医師の第一の目的ではありませんでした．
‡X[2] test（カイ二乗検定）：終末の決定の特定の種類のケースと残りのケース間の分布の際の重要性．各比較の合計ケース数は143です．

図4 生命の終結が為された143人の死亡に対する医師の生命を縮める意図という観点からみた生を終える決定の性質

出典：エルゼビアの許可を得て V. Provoost et al. "Medical end-of-life decisions in neonates and infants in Flanders" Lancet, vol. 365, 2005, 1315-20 より転載

9　V. Provoost et al., Medical end-of-life decisions in neonates and infants, in Flanders, *Lancet*, vol. 365, 2005, 1315-20.

能とは言えないのではないだろうか[10].

　それでは，以下のこの三つの安楽死のタイプについて述べる.

3-2(1)　リベラルモデル

　人を致死させれば，犯罪であり，処罰される. 本人の要請に同意して，その人を致死させる行為も嘱託殺人として処罰される国が多い. この場合，量刑は殺人罪より軽くなる. 理由は，その人に同意しての行為だから，その人に対する犯罪はないが，一般的に人を致死させることは，生命を保護する義務に反する行為である故に犯罪だからである. 自殺幇助（assisting sb's suicide）も犯罪とする国が多い. 日本もそうだ（刑法202条）.

　ところが，「自死（殺）を犯罪であると，そして自死支援を犯罪の共犯とは考えない」[11] 国がある. それは，自殺は宗教的には罪であると捉えられているとしても，刑法上の犯罪とは規定されていないからである. そのことは，自殺未遂の人が訴追され処罰されずに，ケアされるという事実からも明らかであろう. スイス，ドイツでは，自殺幇助罪がない故に，自死支援は基本的に犯罪ではない.

①スイス──支援自死（assisted suicide）[12]

　安楽死法のある国は，安楽死ないし支援自死ができる適格条件として市民，あるいは自国に居住する人というような限定条件をつけている. しかし，スイスには適格条件がないから，各支援組織で条

10　参照：table4 Nature of end-of-life decision in terms of life shortening intention of physician for the 143 deaths in which an end-of-life decision was made ; in V. Provoost et al., op. cit., p1318.

11　Samia A Hurst, Alex Mauron, Assisted suicide and euthanasia in Switzerland : allowing a role for non-physicians, *British Medical Journal*, 2003 ; 326 （7383）pp. 271-73, p. 271. 以下本論文からの引用箇所は，本文末に著者名頭文字と引用頁を（H&M. 271）と記す.

12　オレゴン州やカナダ等では assisted dying を用いている. 医療上の死に限定している.

件を策定している．たとえば，自死支援組織ディグニタス（Dignitas）は，世界中から希望者を受け入れている．その結果ドイツなどからバスを仕立てて，支援自死のためにスイスへ行くので「安楽死ツアー」と呼ばれ批判されることになる．2021年度の結果が報告されている．

2021年ディグニタスでは，支援自死は総計212名で，スイス15名，ドイツ34名，イギリス23名，フランス45名，イタリア26名，オーストリア5名，イスラエル31名，アメリカ11名で，日本からも1名（これまで計5名）報告されている．なお，1998年の開始以来，総計で3460名，このところの3か年では，256，221，212名．ドイツ人は，2015年以来，86，73，71，87，85，84，34名と推移している[13]．

スイスは，刑法114条で安楽死は犯罪であると規定している[14]．しかし自殺幇助は，犯罪とされてはいない．

スイスの法律は，自死を犯罪とみなしたり，自殺幇助を犯罪の共犯とは見なしていない．それは自死を合理的であるとすら見なしているからだ．また，医師にそれを支援するための特別な地位を与えるものではない．支援自死が宣言されると，「不自然な死」のすべての場合と同様に，警察の調査が開始される．利己的な動機がなければ

13　スイスの自死支援団体ディグニタス，イグジットのサイト参照：Dignitas；http://dignitas.ch/index.php?option=com_content&view=article&id=49&Itemid=49&lang=de, DIGNITAS. Statistics. 統計学（dignitas.ch）イグジット（Exit は，"この世からの出口"という意味のスイスの団体）のほうは，2021年度は973名（女性571名，男性402名）で，平均年齢は78，2歳と報告されている．癌が340名で一番多く，全体の35%を占めている．2015年以来，782，722，734，905，862，913，973名と推移している．イグジットはスイス人のみである．EXIT Annual report 2010-2020. Jahresbericht 2021 EXIT Deutsche Schweiz　https://exit.ch/verein/jahresberichte/, https://www.exit.ch/verein/jahresberichte/jahresbericht-2020-1/　なお，このほかにライフサークル lifecircle - Assisted suicide and euthanasia などの団体がある．
14　「名誉ある理由，特に慈悲のために，重大かつ差し迫った要求で他人を殺した者は，最高3年の懲役または罰金に処せられる」．

犯罪は行われていないので，これらはほとんど一目でわかるケースだ．自律的な選択をする患者の能力に疑問が提起された場合，起訴が行われるが，まれだ（H&M. 271）．

なぜ，スイスでは自殺幇助を犯罪としなかったのか．つぎのような当時の事情が挙げられている．

1930年代の議会の議論全体は，医学的観点からの支援自死をまったく想定していなかった．むしろ，「自分自身または家族の名誉を守るために自死する人々と，拒絶された恋人によって犯された自死についてのロマンチックな物語」に触発された[15]．

当時，スイス国民の態度は，正当な動機であると考えられていた名誉とロマンスに動機付けられた自死によって形作られていた．健康に関連する動機は重要な関心事ではなく，医師の関与は必要なかった．末期患者の安楽死は，1900年代に米国と英国で激しく議論されたが，1918年にはスイスでは議論されなかったようだ（H&M. 271）．

このように，スイスでは，自死とは，終末期の病気の苦痛から解放されるためのものというイメージで捉えられていなかった．だから自殺幇助も犯罪でないのだが，利己的動機での自死支援は犯罪と考えられていた[16]．そこで，1942年の刑法では，115条で「自死支援は，利己的動機でなければ，違法ではない（Art. 115 StGB）」とされた．

確かに，刑法第115条はもともと自殺幇助を「合法化」すること

---

15 Roberto Andorno, Non physician-Assisted Suicide in Switzerland, in *Cambridge Quarterly of Healthcare Ethics*, 2013, vol. 22（3）: 246–253, 247. 以下本論文からの引用箇所は，本文末に著者名頭文字と引用頁を（A. 247）と記す．
16 スイスでは，意図的な殺害は殺人の代名詞ではない．故意に他人を殺害した人は，意図的殺害罪を犯し，加害者が「非難されるべき動機」で行動したことを示すことができる場合にのみ，殺人（murder）と認定される．参照：Christian Schwarzenegger, Sarah J. Summers, *Criminal Law and Assisted Suicide in Switzerland Hearing with the Select Committee on the Assisted Dying for the Terminally Ill Bill*, House of Lords Zürich, 3 February. 2005, 2.

を目的として考案されたものではなく，ましてや自殺幇助に関与する非政府組織の活動を促進することを目的として考案されたものではない．むしろ，刑法草案の著者は，個人的な理由で自分の人生を終わらせたいと思っている絶望的な個人を支援する人の状況を念頭に置いていた．議員たちは，支援者が個人的な利益なしに行動した場合，投獄を除外することを決定した．……したがって，スイスでは，原則として誰でも個人の自死を支援することができ，判断能力のある人なら誰でもそのような支援を要求できる．しかし，前述のように，自死支援は実際には医師ではなく，非政府組織で働くボランティアによって行われる（A. 247）．

反対派は，患者を殺すことは医師の職業上の誠実さを侵害し，医師と患者の関係を危険にさらすと主張している．支持者は，支援自死と安楽死を，手に負えない人間の苦しみに対する思いやりのある対応の一部と見なしている．2001 年，スイス議会は，医師が自死支援することを禁じる法案を拒否した（H&M. 272）．

それに対して，スイス医科学アカデミー（SAMW）の患者の終末期医療に関する新しいガイドラインの第 3 条で**「医師は良心と和解できない医学的行為を行わないし，発言をしない」**と謳われている．

以上のように，スイスの支援自死を許容する背景にあるのは自己決定，自主性を尊重するリベラルな思想であり，自分の死に方は自分で決めるとする思想である．

自死支援の倫理のリベラルなモデルはまた，私たちが他の人の権利を損なわない限り，道徳的な主題として，私たちの人生の流れを制御し，私たちがどのように生きたいかを決める権利または自由を持つべきであると考えている．これは，個人の自主性または自己決定によってこのモデルで意味されている．このように理解された道徳的自律性の権利は，自分の生涯の間，そして自分の死の道を通して，可能な限り多くの支配権を持つことを意味する．そして，これは，他の人もこの自由の行使に参加する可能性

を意味する[17].

ただし，スイスの現実の状況は，以下のようである．

　熟考されたリベラルな政策の結果というより，支援者に利己的な動機がなければ自死支援を処罰しないというスイス刑法の空白部分の思わぬ結果である．2009 年，政府はこの問題を規制するための特定の法律を導入する機会を検討することにより，この空白部分を埋めようとした．しかし，2011 年 6 月では，慎重に検討した結果，支援自死に関する特定の法的規制は現在の状況を改善せず，多くの不利益をもたらすという結論に達した．これらの理由から，政府は緩和ケアと自殺予防を強化するための措置の採用に焦点を当てることを決定した（A. 252）．

②ドイツ——価値真空状態

　ドイツでは第二次世界大戦後，ナチス・ドイツが行なった反自発的安楽死のために，安楽死問題は非常にセンシティブに取り扱われてきた．例えば，ナチス・ドイツが使用し，現在も各国で使用されているギリシャ語源の Euthanasie（英語 euthanasia）という言葉をドイツは戦後使用せず，代わりにドイツ語源の Sterbehilfe（直訳すると「死の支援」）を用いてきた．したがって，ドイツでは，オンデマンド殺人と言われる「積極的安楽死」を行なった者は誰でも起訴され，6 か月以上最高 5 年の懲役刑が科せられると，ドイツ刑法第 216 条で規定されている．

　医師などの第三者が，患者や他者の要請に応じて，その人を致死させる「積極的安楽死」に対しては固く門を閉じてきたドイツであるが，国民の安楽死に対する見方とは相違があった．アレンスバッハ世論調査研究所によると，2004 年の調査では，積極的に安楽死を希望する人は，オランダの85% ほど高くはないとしても 70% に

17　Nationale Ethik Kommission im Humanmedizin,《*Beihilfe zum Suizid*》Stellungnahme Nr. 9/2005, Verabschiedet durch die Kommission am 27. April 2005, S. 14.

達していた．特に旧東ドイツでその数値は高く 80% あった．2014 年の調査でも，78% が消極的安楽死（尊厳死）に賛成し，67% が積極的安楽死に賛成している．また，同研究所のドイツの医師に関する調査によると，家庭医の 50%，医師全体の 34% は支援自死を求める患者に直面しているとのことだった[18]．

　事実，そのことを反映するように，当時は年に約 50〜60 人のドイツ人がスイスにある「ディグニタス」による自死支援を利用するようになり，その傾向は年々高まっていった．ドイツ国内ではこれを「死のツーリズム」として，批判する声も大きくなっていった．

　ドイツでは刑法 216 条で，嘱託殺人（安楽死）は 6 か月から 5 年の間の自由刑に処せられる犯罪として禁止されているが，スイス同様に「自殺幇助」に関する規定はない．したがって，ドイツもスイスと同様に，自死支援は法律上不可罰である．

　ただし，自死支援は生命を保護する職業である医師職には「医師の職業指針」により禁止されている．したがって，ほとんどの医師は伝統的に支援自死の問題に批判的であった．そのため，支援自死を提供する安楽死組織や個人が，今世紀に入ってから最初の数年間にドイツで徐々に活動を活発化するにつれ，医療関係者の間から，彼等の活動を阻止するよう求める声が高まるようになった．

　公開討論の後，ドイツ連邦議会は**「自死をビジネスライクに支援することの刑事責任に関する法律」（刑法 217 条）**を可決し，2015 年 12 月 3 日に施行した．これは「他人の自死を支援することを意図してビジネスライクにそうする機会を付与，調達，または調整する」者に 3 年以下の懲役または罰金を課す内容だった．こうして支援自死を提供する組織や個人の活動は困難な状況になった．

　ただ一方でそれは，親族やその他の親しい人が，ビジネスライクにでなく，自死支援を行なった場合ならば，刑事責任から免除され

18　参照：Allensbacher Kurzbericht – 6. Oktober 2014；Institut für Demoskopie Allensbach, *Ärztlich begleiteter Suizid und aktive Sterbehilfe aus Sicht der deutschen Ärzteschaft*, Juli 2010（online）．

る，ということでもあった．

　この新法の成立によって，治癒不可能な肺の病気を患っており，窒息しながら死ぬのを恐れ，支援自死団体の援助を受けて死ぬことを希望していた人たちは，死ぬ機会を奪われることになった．これを受け，彼らが「死を選ぶ権利があるか」を求めて，連邦憲法裁判所に刑法217条が憲法に合致するかどうかを提訴した．

　その裁判が結審し，判決が下りた．それが，2020年2月26日連邦憲法裁判所判決である．判決の要旨は，裁判所は死を選ぶ権利を人格権として認め，刑法217条を個人の自由の行使を縮小するものとして違憲と判断するもので，「誰にも自己決定による死を選ぶ権利がある」，「2015年成立の刑法217条の『ビジネスライクな自死支援の禁止』は，ドイツ憲法に謳われている基本権に反する」という判決内容だった．しかも，この判決は，重病の人だけでなくて，「誰もが」死の支援の手立てを持っている人に支援を要求する自由も含まれるという，従来の支援自死の規定よりさらに一歩踏み込んだものだった．

　この判決により，ドイツの自死支援を取り巻く環境は大きく変化した．2021年5月，ドイツ医師会は，自死支援の禁止を職業規範から削除することを決定した．同時に，この判決を受けて2020年秋までに自死支援をめぐる新たな法律の作成が予定されていた．だが，コロナのパンデミック，キリスト教民主同盟から，社会民主党への政権交代，ウクライナ危機等々で，法律は2023年の現在に至るまで成立していない．結局，安楽死について慎重な姿勢を保ち続けてきたドイツでは，突如として，自死の適格条件や生命の保護措置がないといういわば「真空地帯」の中で，リベラルの急先鋒をいくような事態[19]が生じてしまったのである．現在ドイツ議会におい

19　ドイツARDテレビのニュースによると，2021年にドイツで「支援自死」で死亡した人がおよそ350人いたという．2020年の連邦憲法裁判所違憲判決以来，3つの自死支援の団体が設立された．「ドイツ人道死協会」「安楽死ドイツ」「ドイツ・ディグニタス」だ．それぞれ自死した人の数は120人，129人，97人

て，3つの案が出され，公開審議されている[20]．

(1)「自死のビジネスライクな支援」は原則として処罰されるべきであるとするが，自死する者に判断能力があり，精神医学および心理療法の専門家によって少なくとも2回検査され，少なくとも1回のオープンエンドの相談を完了している場合，自死支援は違法ではないとするもの（超党派）．

(2) 自己決定的な死への権利を立法化するもの，カウンセリングのネットワークを設立し，医師は相談後10日以内に自死のための薬を処方することが許されるべきであるとするもの（自由党）．

(3) 自己決定的自死の権利の保護を目指す案で，死にたい人が重度の苦しみ，特に重度の痛みに関連する医学的緊急事態にある場合で，「死にたいという願望がもはや変わらない」ことが明らかな場合で，もう一人の医師が確認する場合，医師は自死のための薬を処方できるとするもの（緑の党）．

　さらに，2023年6月13日に，緑の党と自由党との超党派議員グループの共同案が，CDU（キリスト教社会同盟）とSPD（社会民主党）の共同提案（1）に対抗して提出された．医師が「自律的に形成された自由意思から」人生を終わらせたい成人に致死薬を処方することを許可するというもの．ただしこの目的のために相談とカウンセリングが必要，そして致死薬は相談後早くて3週間，最大12週間で処方されるとなっている．

　結局，法案の違いは，自死支援を原則禁止するか，しないかということになる．2023年連邦議会で7月6日に両案について投票が行なわれた．原則犯罪とする（1）案に対しては連邦議会では，

だったという．しかも報道によると，「もう十分生きた」ということを理由としての死や，不治の病で苦しんでいるパートナーと一緒に死にたいというカップルの安楽死もあっという（ARD Tagesschau；Sterbehilfevereine halfen im Jahr 2021 bei fast 350 Suiziden | tagesschau. de 最終更新：21.02.2022 13：37）．

20　ドイツの状況については，浅見昇吾「ドイツにおける自殺幇助問題の新しい動向」『生命倫理・生命法研究論文集』芝浦工業大学，2022年，1-14頁；品川哲彦「自殺することは人格の権利か」前掲書，69-84頁を参照されたい．

304 人の議員が賛成し，363 人が反対票を投じた．一般的な免責とする後者の案は，連邦議会で 287 票の賛成票を獲得し，375 票の反対票が投ぜられた．結局，両案とも否決され，舞台は振り出しに戻った[21]。

③オーストリア──『死の指令書[22] 法』：医療化へ（Österreich Sterbeverfügung Gesetz_16.12.2021）

　生命倫理に関してドイツ語圏 3 国，つまりドイツ，スイス，オーストリアは共通した内容であるが，自殺幇助に関しては，オーストリアは刑法 78 条で規制していた．しかし，ドイツの憲法裁判所判決を後追いするかのように，2020 年 12 月 11 日，憲法裁判所が 2021 年末にオーストリアで自殺幇助の禁止を解除する旨の判決を下した．憲法裁判所によって強調された自己決定の基本的権利を実行すると同時に，生命保護の観点から，10 月 23 日オーストリア政府は，支援自死の新たな法的規制に合意した．それが，「死の指令書法」である．支援自死を利用したい人は誰でも，以下の適格条件を守れば，2022 年 1 月 1 日から自死の支援要請を出すことができるというものである．

　（1）未成年者は除外される．（2）重病，または末期症状でなければならない．（3）二人の医師の承認が必要．一人は緩和医療の資格を持っている医師．疑わしい場合は精神科の医師の診断を受ける．（4）12 週間（余命がそれより短い場合はその期間）の反省期間を遵守．（5）医師の「死の指令書」により，患者は指定された薬局で薬を受け取ることができる．

　その他に，薬は自分で服用する，積極的安楽死は禁止，自死支援を提供した医師の責任は問わない，誰もそれを提供する義務を負わ

21　ARD Tagesschau, Neuregelung der Dterebehilfe gescheitert | tagesschau.de, 06.07.2023 08:51.
22　死を望む人が，自分の人生を終わらせるための永久的，自己決定的意思を記録する指令書．

ない，とルール化された．

　以上のように，オーストリアは，ドイツと異なり，重病または末期患者に限るという適格条件をつけて，支援自死が価値真空状態となることを防いだ．また保健局は，この法律の施行と共に，ホスピスと緩和ケアの拡大を開始した．

3-2(2)　思いやりモデル——ECHR 第3条と第8条

　安楽死は，欧州人権条約(ECHR)第2条の生命を保護する義務に反することは明らかである．そうだとしても，安楽死は，患者の自己決定を尊重し，患者を苦痛から解放し，その意味で人間の尊厳を尊重する義務に適う行為でもある．だからここには義務と義務とが衝突する緊急避難という状況があり，正当防衛と同様に不可抗力として，安楽死の行為から犯罪性が阻却できるとする国々がある．

　しかしこれらの国は，希望すれば誰にでも安楽死を許容するというものではない．安楽死の適格条件として，「6か月以内に死に至る末期疾患と診断された患者」を挙げる国（アメリカ・オレゴン州，オーストラリア・ビクトリア州，ニュージーランド）がある．その条件が終末期とは限らない国もある．「悲惨で修復不可能な病状を持っている」（カナダ），「重篤または不治の病」（スペイン），「絶望的で耐え難い苦痛，合理的な解決策がない」（オランダ）などである．終末期と限定する国は癌の末期患者，ALS などの神経難病[23] が適格となり，終末期と限定しない国は，認知症，精神疾患，

23　ALS が各国の安楽死（支援自死）の総数に占める数・割合は次のとおりである．アメリカ/オレゴン州 1998 年から 2022 年までの支援自死の総数 2454 人中，神経難病 269 人で 11.0%，そのうち ALS（筋委縮性側索硬化症）は 183 人で 7.5%．カリフォルニア州 2016 年から 2022 年までの総数 3349 人のうち，351 人 10.5% が神経難病で，そのうち 202 人が ALS 患者．オーストラリア/ヴィクトリア州の総数の 14.3% が神経難病，カナダは，2021 年は，12.4% が神経難病で，そのうち，ALS は 21.1%，パーキンソン病 17.7%，ニュージーランドは神経難病 56 人で 9.4% とそれぞれ報告されている．

複合老人性疾患[24] などの患者も適格となる．しかし，「人生に疲れた」「もう十分生きた」などの医療以外の実存的理由での安楽死は適格とならない．なお，各国の適格条件については，資料２の「世界の安楽死法の比較表」を参照されたい．

①人間の尊厳モデル：人間の尊厳＋ECHR 第３条＋苦痛への思いやり

1935 年，イギリスで自発的安楽死協会が設立された．この協会について欧州人権裁判所（ECtHR）『Pretty 対イギリス事件判決（2002 年４月 29 日）』[25] において，以下のように報告されている．

1935 年に設立され，自死支援の問題に関する英国の主要な研究機関である自発的安楽死協会は，個人は尊厳を持って死ぬ機会を持つべきであり，末期の病気に耐えられないほど苦しんでいた個人に，明白な希望に反して，尊厳のない痛みを伴う長引く死を強いる効果を引き起こす柔軟性のない法制度は，ECHR 第３条に違反していると意見を述べた．彼らは，人々が自死支援を要求した理由（例えば，救いようのない耐えがたい痛み，徒労な死ぬプロセス，自律性の喪失）に言及した．緩和ケアはすべての患者のニーズを満たすものではなく，自律性の喪失と身体機能の制御の喪失の懸念には対処しなかった（ECtHR., Pre. 25）．

即ち協会は，癌などの末期患者の置かれている苦しみの状況は，欧州人権条約（ECHR）第３条「拷問・非人道的取扱いの禁止」に反し，人間の尊厳を毀損していること，この苦しみから患者を解放することは医師の勤めであり[26]，それを認めない法制度は国家の責

24　たとえば，全盲で，難聴で，変形性関節症で失禁というようなこと．

25　European Court of Human Rights : ECtHR, Pretty v. United Kingdom（Request No. 2346/02），April 29, 2002（ECtHR, Pre. 25）（FINAL29/07/2002）．CF；小林真紀「ヨーロッパ人権条約における『私生活』の尊重と死をめぐる決定」『愛知大学法学部法経論集』2018，第 217 号，5-9．

26　オランダ医師会の医師の誓い：「私は病気の世話をし，健康を促進し，苦しみを軽減します」．

任だと主張したのである[27].

そこで，患者を苦痛から解放するという「人間の尊厳を保護する義務」と「生命保護の義務」との葛藤において，患者を致死させる医師の行為の犯罪性を不可抗力として阻却するための適格条件や生命保護措置を整備したのが安楽死法である．以下各国の安楽死法の関連文章を列挙する．

オランダ法務長官の文章

1.10 立法府は，一方で絶望的で耐え難い苦しみからの解放を期待する人々の人格的な自律性の重要性と，他方で個々の市民の命を守る政府の義務との間の適切なバランスを確保することを目的とした「ケアの要件」の特別なシステムを作成したいと考えていた．この事件は，個々の市民の自己決定権と脆弱な人々の命を守る国家の義務との間の緊張に関するものである」（法務長官控訴文書／ECLI：NL：PHR：2019：1338）.

カナダ『安楽死法』

(a) 開業医および臨床看護師（nurse practitioner）が死に際して医療支援を提供することを許可し，薬剤師およびその他の者がその過程を支援することを許可するために，過失致死罪，自殺幇助罪および有害物の投与罪の免除を設けること.

前文

カナダ議会は，耐え難い苦痛を引き起こす重大で回復不可能な病状を持ち，死に際に医療援助を求めたい人の自律を認めている.

オーストラリア/ビクトリア州『自発的支援自死法』

自発的死の支援とは，進行した病気の後期にある人が，医師が処方した薬を服用して，選択した時間に死に至ることを意味する．すべての条件を満たし，法律に定められたプロセスに従う人だけが，自発的

---

27 プリティ判決では，国家に責任がないとされている（参照：ECtHR, ECtHR, Pre. 52).

な死の支援薬にアクセスできる．……最高の緩和ケアと終末期ケアが
あっても，人生の終わりに近づくと，受け入れられない苦しみを経験し，
死ぬための支援を求めたいと思う人もいる[28]．

ニュージーランド『死の選択法』
　末期の病気を患っており，特定の基準を満たす人に，人生を終わら
せるために合法的に医療援助を要求するオプションを与えること．……
死を早めることによってその人の苦しみを和らげるために，主治医また
は臨床看護師によるその人への投薬の実施．
　支援がなければ，患者の死への欲求は，より粗雑な自殺方法をもた
らし，より多くの苦しみとトラウマのリスクを冒したり，人生を早期に終
わらせる決定を下したりする可能性がある[29]．

　以上のように，尊厳のない痛みから患者を解放することは医師の
役割であるとされている．しかし，そうだとしても，医師の勤めは
「生の奉仕」にあり，苦しみからの解放とはいえ，死に奉仕しては
ならない，という見解がある．この対立をどう考えるのか．「死を
延期する技術と死を選ぶ権利」[30]の筆者，H. ヨナスは，癌末期の患
者のケースを取上げて，つぎのように問うている．
　　患者は絶望的で耐えがたい苦しみの中で死を望んでいる，しか
　も治療がただ身体を維持するだけで，改善や治癒する見込みがな
　い場合は，治療する医師はどうすべきか．医師は患者の要請を無
　視して，嘘である治療を続けるべきなのか，医師は自問する．

28　参照：Voluntary assisted dying, Better health channel, Department of
health, State Government of Victoria, Australia, Reviewed on：08-04-2019.
29　参照：Bruce CH Tsai, David B Menkes, New Zealand doctors and eutha-
nasia-legal and practical considerations of the End of Life Choice Act, *NZ Med J*,
2020, Vol. 133, No. 1522, p. 152.
30　H. Jonas, Techniken des Todesaufshubbs und das Recht zu sterben, in：
Technik, Medizin und Ethik, Insel, 1985, 242-268. 以下この著作からの引用は本
文中に著者名頭文字と引用頁（T. 251）を記す．

「患者は本当の意味での真実を望んでいますか？　彼はそれに直面することができますか？　彼が一時的な執行猶予に賛成するか反対するかにかかわらず，運命の人生の残りの貴重な時期に彼の心の状態はどうなるでしょうか？」さらに厄介なことに，私の見積もりの悲惨な真実が，精神的な資源，有名な「生きる意志」を奪ってしまうということが本当にならないことを願っています（T. 251）.

しかし医師が患者の心を思いはかるという，この嘘は，上からの思いやり，即ち慈悲で，パターナリズムである.「死を選ぶ権利（代理者によってではなく，判断能力を有した権利主体自身によって行使されると考えられる場合）は，真実に対する権利と不可分であり，事実上欺瞞によって無効になる」（T. 251）.明らかに，患者は正直な答えを受ける権利がある.「究極的には患者の自律は尊重されるべきであり，もし騙されたくないのであれば，最良の情報に基づいた最高の選択をすることを欺瞞によって妨げてはならない」（T. 252）.

ドイツの精神医学者にして，哲学者でもあるヤスパースは，19世紀の T. パーシバルの「医師の行動目標は患者に最大の利益をもたらすことで，暗い見通しを告げない」[31] とするパターナリズムの医療に対して，死の場面から自然科学者として，医療の限界を認めて，撤退する勇気が必要だ，と語っている.その際に，医神ヒポクラテスの言葉を引用している.「Iatrós philosóphos isótheos（医師として，哲学者として，神に従うものとして）」.最後の言葉はしばしば誤って，神と等しいと訳されているが，ヤスパースは，医師は神ではない，科学者として限界を認識することが必要と語っている[32].現在の日本の ACP の議論において欠けている前提である.

31　T. Percival, *Medical Ethics*, 1803（*Percival's Medical Ethics*, C. D. Leake (ed.), R. E. Krieger, 1975.

32　K. Jaspers : Die Idee des Arztes, in : *Wahrheit und Bewährung*, Piper, 1983, S. 57f.（細尾登訳「医師の理念」『哲学と世界』理想社, 1968, 162-3 頁；

その結果，オランダは刑法293条に二項として，「**第1項に記載されている犯罪は，新法第2条に記載されている「ケアの要件**」[33]**を遵守し，当該医師が遺体埋葬法第7条2項に従って市の検死官に通知する場合，前項に定める行為は犯罪にならない**」と追記した．犯罪とされない根拠は，正当防衛と同様に，刑法40条「**不可抗力によってやむをえず犯罪を行ったものは，処罰されない**」に基づく．つまり，医師が「ケアの要件」を満たして安楽死を実行した場合，思いやりと人間の尊厳，ECHR第3条に基づく行為であり，違法性が阻却されるとするのである．

②**人格的統合体モデル：統合体＋ECHR第8条：「死に方を選ぶ権利」**

ベネルクス3国，カナダ[34]，スペインの安楽死法は，尊厳モデルを超え出ていく．終末期医療と限らないもの，神経難病（ALS等）[35]，認知症，精神疾患，複合老人性疾患などにも，「合理的な解決策がない」場合には，安楽死の適格性があるとする．

プリティ判決では，以下のように書かれている．

医療が高度化し平均余命の延長の時代にあって，老齢や，自分の人生観やアイデンティティーと矛盾する身体的または精神的衰退がすすんだ状態に長くとどめ置かれるべきでないと懸念している人が増えている．裁判所は，この場合，人がどのように死ぬかを決定する権利は，

Hippocrates Decorum, 5).

33 （a）患者の要請が自発的かつ十分に考慮されたものであることを確信し，（b）患者の苦痛が絶望的で耐えがたいものであると確信し，（c）患者に対してその状態および見込みについて説明し，（d）患者の状態への合理的な代替策が他に存在しないという結論に患者と一緒に達しており，（e）別の独立した医師に相談を行い，当該独立した医師が患者を診察し上記の4点についての医師の評価に合意しており，（f）安楽死を慎重な方法で実行した場合，の6件．

34 カナダは，2021年3月から「終末期に限る」を違憲とし，2023年3月17日以降，精神疾患を含む，と改訂した．

35 神経難病（ALSなど）に関しては，オレゴン・ビクトリア・ニュージーランドも適格要件．

第 8 条の意味の範囲内で「私の生」の要素であると初めて裁定した（ECtHR, Pre. 65）.

　運動ニューロン病のプリティは，夫の手助けで自殺することの申請を願い出たが，英国では自殺幇助は最大 14 年の懲役刑とされている．一方英国では個人に，人工呼吸器を取り外すなどの「尊厳死」を選ぶ権利があることは認めている．そこで，この不合理を欧州人権裁判所（ECtHR）に訴えた．8 条の「私生活の権利」の侵害を排除するものではないとしがらも，夫がプリティの自死を支援するとしたら，夫に「自殺幇助罪を適用する」という国家の法の規定は ECHR 8 条違反でないとする判決が全員一致で出された[36].

　このケースは，上記の 2-①で考察した癌の末期患者の安楽死のケース，人間の尊厳を保護する「思いやり」のケースとは異なる．「私らしく生きたい」という患者の「私の生」の権利，「アイデンティティー」を保護する「思いやり」のケースである．「鉢植え植物のようには生きたくない」[37] という認知症患者，精神疾患の患者，複合老人性疾患患者の安楽死へ，身体的苦痛から心理的苦悩の安楽死へ，生の質を問うことへ，そして「死を選ぶ権利（死を選ぶ権利)」論へと安楽死問題は移行する．

　近代医学の進展とともに，死を取り消すことはできないけれども，身体を生かし続け，死の訪れを引き延ばす（生を引き延ばすのではなく，死の過程を引き延ばす prolongation of dying process) ことが可能となった．そこから，患者には自分の最期は自分で選択したいという思いから，「死を選ぶ権利」が求められたのである．

　治療の分野では，特定の治療を受け入れることを拒否することは，必然的に致命的な結果につながる可能性があるが，判断能力のある成人患者の同意なしに，治療することは，条約第 8 条 1 項に基づく権利を侵害するし方で，当事者の身体的統合体（integrity）を妨げるだろう（ECtHR, Pre. 63）.

36　注 25 の小林真紀論文を参照.

37　参照：拙著『認知症患者安楽死裁判』丸善出版，2020 年.

当事者の「統合体」とは，身体と精神との統合体であるこの「私」，そして通時的に物語を紡いでいく統合体としての「私の生」のことであり，この私は，統合体として「不可侵 integrity」[38]なのである[39]．そしてこの原則が権利として具現化したものが，ECHR 第8 条の「私の生の権利（私生活の権利）」である．したがって，同意なしに，勝手に死の訪れを引き延ばすことは，この統合体としての「私の生の権利」を侵害することだというのである．そして「プリティ判決」で，裁判所はまず，死に方を決定する権利は，第8 条の下で私生活の要素であると結論付けたのである[40]．

　「死を選ぶ権利」論を主張するヨナスは，医療従事者は「生命の奉仕者」でなければならないという．しかし，それは身体を生かし続けることに精力を注ぐ「身体技術者」ではないという．「ここ（現代）では「生命への奉仕」は，癒しと緩和という古代からの医療者の仕事を超えて，社会的または個人的な選択の多様な目的のために一般的な「身体技術者」の機能を実行することに拡張されている」（T. 265）．「絶望的に病んで苦しんでいる人に，生きる価値がないと考える人生をもたらす持続的な治療に服従し続けるように強制することは，明らかに（自死に干渉することとは）異なる．自己決定の長期にわたる否定でこれを行う義務はおろか，権利は誰にも

38　ローマ法に由来し，ラテン語の「integritas」とラテン語源の概念「intact 無傷」に由来し，「noli me tangere 手を触れてはならない」を意味する．参照：J. D. Rendtorf, Basic Principles in Bioethics and Biolaw, *Bioethics and Medical Ethics*, *Bioethics Update Volume 1, Issue 2*, July-December 2015, 113-129.

39　ただし，近代の心身二元論のように，精神を過大評価する二元論とは異なり，身体もかけがえのない身体と捉えている．「たとえ人格性の高度な諸機能は脳のうちに座を持つとしても，私の同一性は生命体全体の同一性である．たとえ人格性の高度な諸機能は脳のうちに座を持つとしても，私の同一性は生命体全体の同一性である」（T234f）．

40　プリティ判決では，死に方を決定する権利は，第8 条の下で私生活の要素であると結論付けた．後に（Haas v Swiss., §51），自分の人生をどの時点で終了すべきかを決定する個人の権利は，条約第8 条の側面の一つと明言した．参照：ECHR Guide on Article 8 of the Convention, 127.

ない」(T. 247).

　ヨナスは，コーマ患者を前にして，逃げ道としての「死の再定義」論，いわゆる脳死論を持ち出すことを批判し，教皇庁の見解「もし深昏睡が永続的と判定されるなら，……人はそれを停止してよい．患者に死ぬことを許してよい」[41] の側に立つ．なぜなら，人間とは，単に肉体にすぎないのではなくて，身体と精神の「統合」だからである．そして「人格的統合体」の守護者である「死後の請願法 Erinnerungsrecht」(T. 262)[42] と，「最小利益の基準」[43] をもとにして，コーマ患者からの人工生命維持装置の取り外しは「義務」であると結論づけている．

　さらにヨナスは，コーマ患者の問題は特殊な問題にすぎないとして，医学の課題，「死の敷居の前でただ，先延ばししながら引き留めることは，医学の真の目標，あるいは義務に属するのか」(T. 264)，と問う．

　「死を選ぶ権利」の問題は，世間で一般に問われているような「自死する権利」が人間にあるかどうかという問題ではなくて，瀕死の患者が現代医学の死を遅らせる技術に受動的にさらされていることから生じる問題なのである．機械に繋がれて快方に向かうこともなく生き続けることは，「死を選ぶ権利」を奪われていることであり，それは「私の生」の権利が奪われていることなのである．なぜなら，私とは，精神と身体の統合体であるが，身体でもある以上，「死すべき存在」だからである．だから「私の生」は「死」を必然的に伴うものなのであり，生き続けさせられることは，「私の生の権利」の侵害なのである．

　にもかかわらず，機械に繋げることをよしとする現代医療の根底に，ヨナスは死を忌み嫌う「身体の倫理」という現代社会の価値観

41　Erklärung des Papstes Pius XII（教皇ピウス7世声明），Jahre 1957.

42　Living will（生前遺書），AD，POLST，DNR などの事前意思表示書のこと．

43　最小利益を基準とすれば，人工生命維持装置を他者へと譲ることができるから．

を見ている[44]．しかしヨナスはつぎのように主張する．

　生が死すべきものであるということは，確かに根本的な矛盾である．しかしこのことは生の本質に切り離しがたく属するのであり，生になくてはならぬものである．生は死すべきものである．生が生であるにもかかわらずではなくて，生のもっとも根源的な構成の面で，まさに生であるが故に，そうなのである[45]．
　ここでのわたしの前提は，死すべきことは人生に対する偶然の侮辱ではなく，不可欠な特質であるということである（T. 254）．

このようにヨナスは，死とは生を構成するものと捉え，つぎのように言う．医師の課題は，

　生命の炎を燃やし続けることであり，その残骸をきらめかせることではない．少なくとも何よりも，それは苦しみと侮辱の付与である．……医師は患者の専制的な主人ではなく，ふたたび，人道的な僕にならなければならない．そして「死を選ぶ権利」の問題を支配するのは，究極的には死の概念ではなく，生の概念である．私たちは，生の権利がすべての権利の根源であると知るに至った始まりに戻った．正しく，十分に理解すれば，それは死への権利も含んでいる（T. 266）．

　結局，「私の生」とは誕生から死への過程のことであり，誕生の権利と共に死を選ぶ権利を手にしてこそ，「私の生」の権利は完全なものとなるのである．したがって，医師の課題とは，「身体技術者」ではなく，「患者の生」の奉仕者ということで．それは ECHR 第 8 条の「私生活の権利」，そしてその根底である生命倫理四原則

44　P. アリエス『死と歴史』伊藤晃・成瀬駒男訳，みすず書房，1983；「3 分の 1 世紀程前から，……ごくおなじみのものであった死が姿を消しいなくなってしまうのです．死は恥ずべきもの，タブーの対象となります」69 頁．
45　H. Jonas, *Erinnerungen*, Insel, 2003, S. 325.

の「統合性」を尊重するということである.

　もちろん，医師には良心的拒否の自由がある．世界中の安楽死法は，この自由を認めている．また，この「私生活の権利」が，脱医療化したとき，「リベラルモデル」へと進むことになるが，それはもはや医療者の仕事でも義務でも管轄でもない.

　ヨナスが死の場面で懸念を表明した身体的生を根源的価値とする現代医療の動きは，ゲノム医学において，生の場面でも一層進展した．このことを指摘したイギリスの社会学者，N. ローズの文章を最後に指摘して本章を終える.

　　これらはもはや単なる医療技術や健康の技術ではない．それらは，生の技術である[46].「それはむしろ，生きている被造物としての人間の生命の潜在力をコントロールし，管理し，設計し，つくりなおし，調節することの可能性にこそかかわるのである．それこそが，私か示唆する「生そのものの」政治なのである（R. 3, 12-3).

　　良き生――ビオス――についての問いは，本質的にわれわれの動物的生――ゾーエー――の生体プロセスの問題にもなったということである（R. 83, 162).

---

46 Nikolas Rose, *The Politics of Life Itself*, Princeton U. P., 2007, p17（邦 訳 檜垣立哉監訳『生そのものの政治学』法政大学出版局，2014 年，36 頁）．以下 本書からの引用文のあとに（R. 17, 36）と記載.

表4 医療上の生命終結の3タイプ（積極的・消極的・間接的安楽死）

生命終結の3タイプ		生命終結の方法		諸外国と日本の現況
積極的安楽死	安楽死 hastening death?	筋弛緩剤等を直接注射（静脈注射）等	積極的安楽死 死を意図 致死の作為あり. 直接的（静脈注射）	オランダ・ベルギー・ルクセンブルク・カナダ・スペイン・コロンビア、オーストラリア/ビクトリア州（自己管理できない場合）
	支援自死(PAS) I The doctor administers the medication	薬剤（バルビツール剤）を手渡し、自分で飲むが、医師が管理	（積極的）安楽死 死を意図, 致死の作為あり. 間接的（自ら飲むが、医師が管理）	オランダ・ベルギー・ルクセンブルク・スペイン・カナダ・ニュージーランド
消極的安楽死・尊厳死	支援自死(PAS) II the patient administers the medication	薬剤（バルビツール剤）等を手渡す 自分で飲む（自死）	（消極的）安楽死 死を意図不明, 致死の作為なし, 死は予見可能. 間接的（薬の処方）	AS：スイス、ドイツ（2015年 217条, 2020年憲法裁判所違憲判決） AD（assisted dying）： アメリカ尊厳死法（オレゴン州・ワシントン州他）、オーストリア・オーストラリア/ビクトリア州他
	治療の中止 Withdraw	人工呼吸器等の生命維持装置を外す.（自然状態に戻す）.（自死） 死なせること.	（消極的）安楽死 幾らか積極的, 死が結果として引き起こされる. 取り外すことを自然状態に戻すととらえると, 死への作為・意図なし. 死は予見可能.	日本では現在法律で規制なし, 米・英・独・仏・濠太利・韓国など多くの国で法律で許容. Living Will・AD（事前指示書）・POLST・ACPなどの患者の意思表示文書
	治療の差し控え withhold	人工呼吸器等の生命維持装置を装着しない.（自死） 死なせること.	消極的（安楽死）（＝死ぬに任せる） 意図, 作為なし. 死は予見可能. 間接的.	多くの国で許容されている. DNR, DNAR（蘇生させるな）.
間接的安楽死	CDS（continuous deep sedation 持続的深い鎮静）	薬で永久に眠りたい. ベンゾジアゼピン（鎮静薬）	（ソフトな, 偽装された安楽死？） いくらか積極的で, いくらか致死の作為, 意図あり. 死は予見可能.	日本では現在日本緩和医療学会の『苦痛緩和のための鎮静に関するガイドライン』で. オランダは医師会のガイドラインで規制. フランスは2016年（クレス・レオネッティ）法.
	緩和医療 palliative medicine	鎮痛のためにオピオイド系麻薬性鎮痛薬高容量投与→呼吸低下→死.	間接的安楽死 死への作為も, 意図もないが, 死は結果として引き起こされる（二重結果原則）. 死は予見可能？	日本では通常の医療で, 多くの国と同様に, 医師会・学会等のガイドラインで規制. ベルギー・ルクセンブルクは法律で許容.

PAS＝physician-assisted suicide（医師支援自死） AS＝assisted suicide（支援自死）AD＝assisted dying（支援自死）AD＝advance directive（事前指示）DNR＝do not resuscitate（蘇生させないで）DNAR＝do not attempt resuscitation（蘇生を試みないで）ACP＝Advance Care Planning（事前にケアの計画を立てること. 厚生労働省は「人生会議」と定義している）POLST＝Physician Orders for Life Sustaining treatment（生命維持治療に関する医師の指示書）

第4章

子どもの安楽死

非自発的安楽死

　グロニンゲンプロトコール[1] の作成者，ザウアー医師はつぎのように話した.

ザウアー医師　グローニンゲンではいくつかの例がありました. それらの症例はすべて，全く希望が持てない状況で痛みに苦しんでおり，両親はどうぞ子どもの痛みに苦しんでいる状況を止めて欲しい（痛みから解放してやって欲しい），つまり，子どもを死なせてほしいと懇願していました. 両親が言うには，私たちは自分の子どもを愛しているけれども，子どもは耐え難い痛みに苦しんでいます，私たちは自分の子どもがこんなひどい苦痛にさらされているのを望みません，と. 医師の診断によれば，苦痛を止める医学的方法は何もありませんでした. 医師と両親は，子どもを永眠させることに同意していました.

　しかし，誰かを永眠させることは殺すことなのです. オランダの法律では殺人なのです. そのケースにおいては，両親の依頼があり，医師は子どもを助けることができなかったので，それでは，子どもを死に向かわせましょう，となりました. なぜなら，その子どもがもしも大人であったなら，安楽死を選ぶことができたで

1　参照：Eduard Verhagen and Pieter J. J. Sauer, The Groningen Protocol-Euthanasia in Severely Ill Newborns, *New England Journal of Medicine* 2005, 352：959-962（飯田亘之，小野谷加奈惠訳「グロニンゲンプロトコール──重篤な疾患を持つ新生児の安楽死」『生命倫理研究資料集Ⅶ』富山大学大学院，2013 年 2 月，129-130 頁）.

あろうからです．子どもは安楽死を頼むことができません．ですから，子どもは苦しみ続けなければなりません，18歳になるまで．そして安楽死を要求できます．それはフェアではありません[2]．

大人なら安楽死を依頼できるのに，子どもには安楽死を要求する権利がない．これはアンフェアだと，ザウアー医師は言うのである．

4-1　オランダ「子どもの安楽死を認める決定」

2023年3月14日，オランダ政府は，医師による安楽死を12歳未満の子どもにも認める方針を発表した．これまで，オランダでは判断能力があるとされる12歳以上についてのみ安楽死が認められていた（ただし，12歳以上16歳未満の場合は保護者の同意も必要，また16歳以上18歳未満の場合は，保護者が安楽死の決定に関与する必要がある）．したがって新しい方針はこの安楽死の年齢制限を1歳まで拡大する（押し下げる）というもの．耐えがたい苦痛があり，緩和ケアでも和らげられず，命が助かる見込みがない子どもが対象で，年間5～10人に適用されるとみている．

しかし子どもには判断能力がないとされている．したがって患者からの要請がなく，つまり意思表示がないのに，医療者・家族で患者には『耐えがたい苦痛で解放される見込みのない苦痛』があると確信し，患者を致死させるとしたら，それはまさに非自発的安楽死であり，ナチスの行なった反自発的安楽死まであと一歩ということにならないのか．ケアの要件の（a）（自発的で十分に熟考された要請があること）が満たされていないのである．

ベルギーでも，2014年に「未成年者に拡張する修正法」により，

2　2012年8月22日，ピーター・J. J. ザウアー（Pieter J. J. Sauer）教授宅訪問，インタビュー：午後3時～5時，通訳及び本文中の訳文はベイツ裕子氏.

子どもの安楽死を認めていた[3]が，子ども本人の同意が必要だった．ところが，オランダの新しい手続きでは，子ども本人に同意能力がない 12 歳未満の場合，独立した医師と相談した上で，保護者の許可を得て安楽死を行うことも可能になるという．

　おそらくオランダの 2020 年の最高裁判決で，判断能力がない後期認知症患者に対して，事前指示書の拡大解釈において安楽死への適応が可能となったことが，12 歳未満の意思表示できない子どもへの適応へと道を開いたのではないかと推測する人が多いだろう．しかしそうだとすると，これは違法な拡大解釈と言わざるを得ない．なぜなら，安楽死法（WTL）では患者の「明示的かつ真摯な要請」ないし「自発的でかつ十分に考慮された要請」がなければならないからだ．後期認知症患者には，「事前の明示的な意思表示」があれば，ほかの状況から患者の意思を解釈することが可能だった．しかし全く意思表示のない子どもの安楽死へと繋がる道はない．あるとすればそれは「滑り坂」であろう．

　ところが，オランダには法律ではないけれども，安楽死法（WTL）の他に，安楽死に関するもう一つ公式のルールとされるものがあった．これは議会で立法された法律とは異なるけれども，オランダの政府が認めた公式のルールである．すなわち，2005 年に作成されたグロニンゲンプロトコールである．これは 1 歳未満の乳児で，耐えがたく解決方法がない苦しみの状況に置かれた乳児の安楽死，つまり非自発的安楽死を認めるというものである．

　新生児の医師たちへの調査報告がある．すでに挙げたベルギーのフランダース地方（オランダ語を話す地方）の調査報告（図 5）で

3　ベルギー 2014 年法改正で，安楽死の対象者を 18 歳以下にまで拡張．ただし患者本人が安楽死の意味を理解していること，そして本人の要請があること．参照：本田まり「ベルギーにおける終末期医療に関する法的状況」『安楽死法：ベネルクス 3 国の比較と資料』東信堂，2016 年，42 頁．

意見	賛成か大賛成	中立	反対か大反対
【医師の仕事】			
倫理的観点から，新生児の生を終える手助けをする医師は悪い．*	6(5%)	15(13%)	99(83%)
新生児の生を終えることに貢献することは医師の仕事ではない．*	14(12%)	19(16%)	87(73%)
医師の仕事は，場合によっては死を早めることで不必要な苦痛を避けることもある．	95(79%)	17(14%)	9(7%)
【医師の行動】			
新生児の生を終えるいかなる形にも参加したくない．	10(8%)	18(15%)	93(77%)
あるケースでは，新生児をもう治療しない覚悟がある．	111(92%)	4(3%)	6(5%)
あるケースでは，致死薬を用いて新生児の終末期の苦痛を短縮する覚悟がある．*	82(68%)	19(16%)	19(16%)
【専門職的，公的コントロール】			
あるケースの場合生を終えることを可能にするような法が採用されるべきだ．*	69(58%)	27(23%)	24(20%)
新生児の生を終えることを助ける同僚を専門職の機関に訴えるだろう．	2(2%)	10(8%)	109(90%)
【生を終える決断のための理由】			
あるケースの場合，重大な障害を持った新生児に供給されたケアは望ましくない．†	80(58%)	21(18%)	18(15%)
治療の継続は，必ずしも子どもの利益にならない．*	112(93%)	5(4%)	3(3%)
予想される生の質を考慮することが決断の際に考慮されるべきだ．*	106(88%)	11(9%)	3(3%)
両親の願いは治療するかしないかを決める際に考慮しなければならない．*	112(93%)	8(7%)	1(1%)

データは医師の数と割合．＊1件データが不足．†2件データが不足．

図5　新生児における生を終える決断に対する医師の態度（総数 121）

出典：エルゼビアの許可を得て V. Provoost et al. "Medical end-of-life decisions in neonates and infants in Flanders" Lancet , vol. 365, 2005, 1315-20 より転載．

ある[4]．それによると，死を早めることにより，不必要な苦痛を避けることは医師の仕事であるとすることに賛成する医師は 79% もいる．治療の継続は必ずしも子どもの利益にならないとするものが 93% もいる．予想される生の質を考慮することが決断の際に考慮されるべきとする医師が 88% いる．

このように，極端に悪い QOL（苦痛）の状況で，やがて死を迎えるならば，今致死させることを選ぶことも医師の仕事であるとす

4　参照：table5 Attitudes of physicians towards end-of-life decisions in neonates and infants（ne12），V. Provoost Delience et al., *op. cit.*, p. 1319.

る医師たちが多い．実は，かつてはオランダの医師たちはそれを暗黙裏に行っていた，とのことである．しかしそれは極めてグレーで危険である．透明性が必要である．そこで求められたのが審査過程を制度化するグロニンゲンプロトコールだというのである．乳児の安楽死を認めるためのプロトコールと言うよりも，現実に行われている乳児の安楽死の透明性を図るためのプロトコール作成であったといえる．その過程は，すでに述べたように，オランダで安楽死法（WTL）が立法されたのとある意味で同じだといえる[5]．

このプロトコールの作成者の一人である，ザウアー医師に話を伺った[6]．ザウアー医師は，1984 年から 1997 年までロッテルダムにあるオランダ最大のソフィア子ども病院（Sophia Kinderzieken-huis）の新生児科の医局長（教授）で，1997 年にグロニンゲン（UMCG, Universitair Medisch Centrum Groningen）に移り，2011年まで，そこの小児科全体の責任者だった．現在は，グロニンゲン大学で倫理委員会および調査にかかわっている．ザウアー教授は，このルールとして成立した過程について以下のように語った．

4-2　グロニンゲンプロトコール

①プロトコール成立の背景

ザウアー医師　最初に説明しなければならないのは，これはグロニンゲンプロトコールが施行される前である，1992 年～1997 年の子どもに関しての統計です．これは，すべての二分脊椎の子どもに関してのものです．これらの症例においては積極的な生命終結

5　オランダも安楽死法成立以前には，年に 6000 件ほどあった．しかし 3000件が届け出なしということでグレーだった．それを透明化するために安楽死法（WTL）が成立した．
6　本章注 2 に同じ．

が行われました．私たちが検討したのは，なぜ医師が，生き続けるよりも積極的生命終結をしたほうが良いと感じたのか，その理由なのです．すべての子どもには極端に低い QOL が見られました．予後が非常に悪かったのです．彼らは自分のことが自分でできませんでした．82% がまわりとコミュニケーションをとることが不可能だと予測されていました．ここに記載されているのは医師と両親が，子どもが生き続けない方が良いと感じた理由です[7]．

　もちろん，あなたの言うことは正しいです．これは予測にすぎません．予後は単純に測ることはできません．常に最低 2 人の医師によって独自の予後の診断を行わなければなりません．普段はチームで行います．決して 1 人の医師のみで行うことはありません．この決断（積極的生命終結）が私たちにできる最善のことだと感じたのです．これは最善の方法ではないけれども，他のより良い方法はないのです．

　先に指摘したように，グロニンゲンプロトコールの意向は，まさにこれを防止することです．グロニンゲンプロトコールによれば，私たちはそれぞれのケース（症例）に関して検察官に書類を提出します．私たちは正直に私たちが行ったことを報告するのです．何も隠していません．

　昔，私が若い頃，重度の二分脊椎の子どもを例にとると，彼らは生き残ることができませんでした．そのことは隠されていました．医師が薬剤を与えて子どもを死亡させたことを私たちは両親

7　「22 件の新生児の命を終わらせるという決定を裏付けるために使用された考慮事項」と題された表 1 があり，機能障害，疼痛，不快感，予後不良，絶望感の面で生活の質（苦しみ）が極端に悪い 22 人（100%），自律的活動の欠如が予測される 22 人（100%），コミュニケーションをとることができないと予測される 18 人（82%），病院依存が予測される 17 人（77%），平均余命が長い 13 人（59%）とあった．尚，最後の項目には注があり，苦しんでいる患者の命が長いほど，他の考慮すべき負担が大きくなります，とあった．参照：E. Verhagen et. al., *op. cit.*

には告げませんでした．グロニンゲンプロトコールの意向は，秘密裡に行うことを防止することなのです．

筆者　両親とは話し合わなかったのですか．

ザウアー医師　医師の判断で行っていました．それが，70 年代 80 年代の状況でした．その後，私たちはそのことを両親と話し合うべきだ，と感じました．両親と話しあえば，皆に知れ渡ることになります．そして，さらに公になってしまいます．誰かが，警察に行く（通報する）こともできるのです，彼らがしたことを見てごらんなさい，と．

　ですから，私たちは両親と話し合いたい，と言いました．子どもは苦しんでいて，両親はベビーを死なせて欲しいと要求していたケースにおいてです．看護師たちもそのことを知っていました．そこで，医師たちは薬を与えて，秘密裡に致死させていたのです．それは，1970 年代，80 年代のことでした．80 年代中盤より，医師たちは話し合わなければならない，と言うようになりました．それは何年にもおよびました．最終的には私たちは弁護士と検察官と共にプロトコールを作成しました．検察官は，すべての情報を報告し，ルールにそって手続きをすれば，私たちは，これをすぐに殺人と判決することはないであろう，と言いました．

②政府の決定で，国会が立法したものではない

　12 歳未満の子どもの安楽死法は，グロニンゲンプロトコールと同じく，政府が決めたものであり，国会が立法したのではない．ザウアー教授は，グロニンゲンプロトコールがルールとして成立した過程について以下のように語った．

ザウアー医師　オランダの司法省は，グロニンゲンプロトコールは，法律ではないがオランダ国の公的なルールだと認めています．法律とルールの違いは，法律は議会を通過しなければなりません．つまり，議会での討議が必要となります．政治家たちは難

しいのです．議員たちは議会でこの案件を討議したがりませんでした．

　しかし，同時に政府はルールを作る必要性を感じました．そこで，ルールは作られました．政府（司法省）はルールを認め，"これは法律ではないがオランダの公的なルールであり，私たちはこれを行う."という形にしました．これは典型的なオランダ式解決法です．WIN-WIN解決法の一つで，法律という形にこだわらず実を取るということなのです．臨床の症例は待ってはくれません．苦しんでいる新生児がいて生命終結を望んでいる両親，看護師の苦悩．それら全般のすべての責任を負う医師として，日々決断をせまられているのです．そこで事実上合法的に生命終結の手助けができるのであったら，法律という形をとらなくても，司法省に認められたルールであれば充分なのです．

　来年違う政府ができたら，そのルールを無効にすることはできます．法律だと新しく作りかえる必要がありますが，ルールであったら，"このルールはもはや好ましくない，"と言うことはできます．つまり，ルールは実際には法律ではないのです．ルールとは合意であるので，新しい政府は"好ましくないので廃棄しよう"と言えるのです．

ザウアー医師　しかし，政治家たちは，議会でこのルールに関して話したがらなかったのです．なぜなら，それは大変繊細（な案件）であるからです．キリスト教連合やカトリックの教会はこのルールに反対なのです．キリスト教民主同盟（CDA）が投票によってこのルールを認めたとしたら，教会は大変怒ったでしょう．そういった政治的理由で法律にはせず，議会で投票もしませんでした．当時の政府は，これは必要であるからルールとして認めました．そういう経緯でグロニンゲンプロトコールは発効されました．しかし，私たちは法律という形に作成しなかったのです．それは非常に複雑であったからです．

③滑り坂の恐れ

筆者　しかしこれは滑り坂（Slippery Slope）になる恐れはないのでしょうか.

ザウアー医師　違います. その恐れはないです. なぜなら, それは（グロニンゲンプロトコールにおいて決められた手続きは）オープンだからです. もちろん, 医師が絶対に起訴されないかどうかは確実ではありません. けれども, それは私たちが滑り坂上にいることと同じではありません. というのは, これ（グロニンゲンプロトコール）は滑り坂の防止策だからです. 医師たちは何をしたのかを記したレポートを検察官に提出しなければなりません. つまり, 医師のみが決めることではなく検察官や弁護士や医師や倫理学者で構成される審査委員会が症例を検討して, それを認めるか否かということなのです. 私たちはいろいろなことを滑り坂の防止のために行っているのです. 私は, 他の国で, オープンではない方法で, 時折, 積極的生命終結が行われていることを知っています. そうなると, 誰にもコントロールすることができません.

④ウィークポイントは「苦痛の評価」

ザウアー医師　グロニンゲンプロトコールのウィークポイントは既に申しましたように, 苦痛, ということです. それには客観的な測定法はありません. 私たちは新生児集中治療室での調査, 両親, 看護師, 医師への質問, どのような苦痛であるか？ 子どもは苦痛に耐えているのか？ 両親の苦痛と看護師の苦痛は違います. 医師の苦痛とも違います. それぞれがそれぞれの違った理由で YES, NO, と答えます. 両親はまず子どもに痛みがあることを見て, 痛みに耐えていることについて考え, 看護師もつらいのであり, 医師は将来の QOL を考えます. グロニンゲンプロトコールのウィークポイントは, 誰にも新生児の耐え難い苦痛については本当のところはわからないにもかかわらず, 私たちは耐えがたい苦痛があることが重要だと考えてそれを（条件の一つとし

て）決めているということなのです．それを私たちは今討議しています．

ザウアー医師　もしかしたら，18歳まで生命を延長することができるかもしれません，生きていることは可能かもしれないが苦痛は持続しています．

ザウアー医師　主観的なことであることには同意します．しかし，この方法は完全にオープンな討議方法です．二人の医師，両親，委員会，そして検察官，皆が検討しています．ですから，私は，滑り坂を懸念してはいません．

⑤ QOL（苦痛）の方が生命より重要

ザウアー医師は「どうすれば子どもが耐えられない苦痛に陥ることを予防することができるのかということが私にとっては重要なことなのです．多くのオランダの医師にとってはQOLの方が生命そのものより重要なのです」という．この場合のQOLとは，病名障害などによるQOLではなく，絶望的で解放される見込みのない苦痛があるかどうか，というQOLである[8]．加えて予後が長いと言うことは苦痛を増加させる以外のなにものでもない．

しかし，当該の意思表示がないことは同じである．だから意思決定に関わったものすべての意見と最終合意を記載しておくこと，そして両親には十分な情報を提供した上で，同意を得ていることがさらに委員会に対して求められることになる．

大人なら安楽死を依頼できるのに子どもにはその権利がない．これはアンフェアだとザウアー医師はいう．しかし安楽死は判断能力のある大人の権利であるとしても，医師は必ずしも手助けする義務はないのである．死ぬ権利とは，消極的権利なのであり，他者の行

8　グロニンゲンプロトコールでは，「機能障害，疼痛，不快感，予後不良，絶望感の面で生活の質（苦しみ）が極端に悪い」（Extremely poor quality of life (suffering) in terms of functional disability, pain, discomfort, poor prognosis, and hopelessness）と書かれている．参照：E. Verhagen et. al., *op. cit.*

為を義務づけはしないのである．そして仮に死ぬ権利を子どもにも与えても，判断能力がなければ，子どもの死の要請が「明示的で真摯な請願かどうか」「自発的で十分に考慮された願いか」判別できないのではないだろうか．結局，子どもの死ぬ権利論は法律上なりたたないのではないか．

生命の保護という義務に対して不可抗力となるのが，思いやりに基づく「苦痛からの解放としての死」である．しかし「思いやり」は感情であり，主観的判断であり，誤りうる．

4-3　診断的関わりと治療的関わり

ザウアー医師　プロトコール制定後，過去4年間において，積極的生命終結は2例のみ委員会に提出されました．報告された2例は皮膚疾患でした．両例とも委員会は認めました．耐え難い苦痛があったためです．表皮水泡症（epidermiolysisbullosa）です．皮膚に触ったとたんに皮膚は壊れてしまう．大変な痛みを伴います．皮膚が壊れて指がくっついてしまう．すべての患者は20年以内に皮膚がんになって死亡します．

プロトコール制定後，約20年で2例しかない．そう聞けば，いかにプロトコールが慎重に運営されていることがわかるであろう．しかし実はここには裏がある．2例しかないのは厳しい審査の結果のためだけではないのである．

ザウアー医師　これは超音波診断の普及の結果とも言えます．妊娠20週での超音波診断です．二分脊椎のベビーに関しては，現在オランダではほとんど生まれていません．90年代（1992年から1997年の調査）の5年間の22例に関しては，今では20週以前に判明します．ですから，今は，二分脊椎はほとんど生まれていません．それによって，すべての討議点は変わってきました．今

は，いつ中絶するか，ということが討議されています．

ザウアー医師　着床前診断は，オランダでも行われています．子ど
もが深刻な障害を持って生まれてくるであろう事が予測される時
は，人類（安楽死や新生児の積極的生命終結に関わる人々すべ
て）の耐えられない苦痛が防げるのですからそれ（着床前診断）
をするべきです．

　このようにザウアー医師は，着床前診断や出生前診断に肯定的
だった．ただし，ザウアー医師が受精卵の廃棄や胎児の中絶を肯定
するのはそういう病気が QOL が低いと考えるからではなくて，生
れてからの子どもの苦痛を想定してのことであった．

　以上のように，4 年間で 2 件という件数を考えるに当たり，着床
前診断，出生前診断，妊娠中絶との関連を考える必要がある．

　今回のプロトコールの対象となるのは，二分脊椎の子どもや，ダ
ウン症の子どもではないだろう．なぜならこの子どもたちは，すで
に生まれる前に，廃棄か，中絶されて存在しないだろうからであ
る．着床前診断，出生前診断，エコー検査等で誕生前の生命の選別
が行なわれているからだ．

　オランダでは着床前診断がいわばフリーに行なわれているし，妊
娠中絶も母体外生存可能性の時期まではフリーである．胎児条項は
ないが，難病や障害のある子どもの胎児は中絶されている．だか
ら，プロトコールの対象となる乳児が現実に少なくなっているのが
事実なのである．

　もっとも，ザウアー医師は次のようにも述べていた．

ザウアー医師　ダウンシンドロームの子どもに関しては，私が専門
医としてスタートした頃は，心奇形があっても手術をしませんで
した．30 年前はダウン症だったら手術をしなかったのです．彼
にはよい将来はない（予後はよくない）のだから，という理由
で．しかし，現在は手術を行っています．筋ジストロフィーに関
しては，研究チームにおいて話し合われています．今日ではまだ

筋ジストロフィーは不治の病（incurable disease）ですが，もしかして2年以内に研究チームによって治癒可能の病になるかもしれません．

以上のように，着床前診断や出生前診断において，「病状」というQOLではなくて，「診断」による病名というQOLで廃棄や中絶が決められているオランダの現実がある．それは受精卵や胎児は，まだ苦痛を感じる主体としての人間としては捉えられず，診断される「対象」として捉えられているからであろう[9]．

胚や胎児と異なり，生まれたばかりの乳児は，現実的に苦痛を感じる内面をもった主体としての人間である．したがって，ここでは「診断的関係」ではなく，「治療的関係」が求められる．問われているのは，診断の結果としての「病名」ではなくて，苦痛という病状としての「QOL」である．そしてこの絶望的で耐えがたい苦痛から乳児や小児を解放することが求められる．まだ1歳未満なら，「私が生きたい」という意識はないだろうから，乳児が経験している苦痛に関する医師の「合理的判断」が，生の保護の義務の不可抗力になり得るかもしれない．しかし1歳以上12歳未満の小児には，「私」という意識がおぼろげながらも芽生えているだろう．だから，ここでは，生命の保護の不可抗力となる「思いやりからの安楽死」を成立させるためには，病名や障害に基づく合理的判断ではなく，ハーバーマスの言う「治療的関わり」，「二人称的関わり」，あるいはクヴァンテの言う「相互主観的判断」が必要であろう．

例えばハーバーマスは，安楽死の場面ではないが，自分たちの子どもが欲しいがゆえに選別の決断をする両親は，「治療という目標に準拠した臨床的態度から外れている」という．ハーバーマスはさらに1歳未満の乳児や胎児，胚にもそれを拡大する．

9　オランダでは，母体外生存可能性の24週が中絶の期限．ただし後期中絶は委員会で審議される．

それは，遺伝子技術による形質改変的な介入が，一人一人を相手とする治療的行為というコンテクストから完全に解放され，そうした形質改変のようなやり方が通常のこととして習慣化してしまうならば，われわれの生活の様態がいかなる変化を遂げるであろうか，ということである．そのようになれば，優生学的改良処置の結果として，そのつど「外部からの」，しかも遺伝的に固定化された目標が，当該の人格をプログラム化し，奪ってしまうことになる．……問いが，重苦しくわれわれにのしかかつてくるのである．そうなってもわれわれは，自分のことを自分の人生の分割不可能な起動者（ungeteilte Autoren）であると考えうる人格であり，他のすべての人間をいっさいの例外なく同等な人間と見て対応しうる人格であると理解することができるであろうか？[10]

　病名障害に基づく診断的態度は，受精胚に対して「二人称に対する態度」を取っていない．それは「私の自由」を奪うような関わり方であり，統合性を侵害する関わりなのである．
　クヴァンテは人格の持つ特性（個別性・単独性）もまた相互主観的に理解可能だと考えている．たとえ人格的（主観的）なものであろうと，誰もが追体験し，理性的に納得することができるとしている．
　相互主観的－理性的基準で方向づけられた生の質の査定は必ずしも人間の尊厳と両立不可能ではない．この基礎に基づく理性的に基礎付け可能で適切な評価の場合に，一方に将来の幸福と苦悩，他方に生への権利の間でのこれを土台として企てられた衡量は，このような仕方で評価された人間の生がもつ人間の尊厳と必ずしも両立不可能ではない[11].

10　J. Habermas, *Die Zukunft der menschlichen Natur*, stw1744, 2005, S. 118, 124（三島憲一訳『人間の将来とバイオエシックス』法政大学出版局，2012 年，116 頁，121 頁）.

11　M. Quante, Der Umgang mit dem beginnenden menschlichen Leben, L.

たとえ，個々の医師が「治療的関わり」「相互主観的判断」を行うことができなかったとしても，それをプロトコルで制度化されている検察官や弁護士や医師や倫理学者で構成される審査委員会が正常に機能し，代替してくれるとするならば，12 歳未満の小児の安楽死は，非自発的安楽死ではあるが，意思表明できない子どもの「非自発的」を，「治療的関わり」，「相互主観的判断」，「審査委員会制度」により補完し，生命保護の義務と不可抗力を形成する「絶望的で耐え難い苦痛から解放する思いやり」となりうるかもしれない．ただし，12 歳未満といえども本人の意思が明確にあると考えられる場合は，ベルギーのように，同意を求めるなど，本人の意思を尊重することが条件であると筆者には思われる．いずれにせよこの小児の安楽死というオランダ政府が認めたルールが正式の法律となるためにはまだ実際の運用の結果とそれに基づく議論が必要であるだろう．T4 作戦を開始したヒトラーの命令書に書かれているように，深刻な病状にある子どもたちに「慈悲の死（Gnadentod＝安楽死）を与える」とならないためにも．

　最後に，安楽死審査委員会委員であったウエイヤース博士に，小児の安楽死に関して質問した．現在は，ウエイヤース博士は審査委員を辞したとのことであるが，今回の政府の決定について，以下のように述べていた[12]．

　私も今は審査委員会のメンバーではありません．
　RTE はこれ（小児の安楽死）について嬉しくはなく，良く思っていないと考えます．

Siep, M. Quante（Hrsg）, *Ethische, medizintheoretische und rechtliche Probleme aus niederländischer und deutscher Perspektive*, Münster : LIT Verlag, 203, S. 148.
12　2023 年 5 月 15 日，ヘレン・ウェイヤース（Heleen Weyers）博士よりベイツ氏経有で著者への私信．ベイツ裕子訳．

このようなケースの審査は RTE には来ず,「特別審査委員会」（妊娠後期中絶や 1 歳までの子どもの生命修了についての審査委員会はすでにあります）で審査されることになります.

私の考えでは,安楽死という言葉をこれ（小児）に付ける（よくこういうことは行われていますが）のは間違っています. なぜなら,これは当事者の要請による生命終結ではないからです.

実際にはグロニンゲンプロトコールの運用の拡大となります. どの疾患があてはまるのかは,私ははっきりとは知りませんが,該当するのは主にがんだと思います.

特別審査委員会の仕事について,委員会は自分たちの仕事を評価するのですが,気がかりだという点を認めているようです.

生命終了の報告は予想よりも少ないです. これは,医師が訴追を恐れているためとされています. そのため,現在,検察官には自制（控えめにすること）が求められています.

おわりに

　安楽死審査委員会の 2022 年報告書を見ると，安楽死専門センター（EE）での安楽死数が増えていることがわかる．しかも認知症患者・精神障害・複合性老人疾患などの複雑な案件が増えている．これは，家庭医が認知症患者などの複雑な案件に手を出すのを控え，専門センターに依頼する傾向があるからだ．

　2023 年 5 月に刊行された調査委員会の第 4 次報告書でもこの点が取り上げられ，14 の提言の 1 番目にそのことが指摘されている．

提言 1：安楽死専門センター（EE）への紹介が必ずしも解決策であるとは限らないため，認知症や精神疾患を持つ人々などの複雑な要求を決断する際に，医師が専門家の同僚からアドバイスやサポートを得る機会を増やす（医療専門家）

　思い返せば，10 年以上前に，ゼーラント（Zeeland）州にあるザウアー先生のご自宅を訪問する際に，途中で列車故障があり，予定より 2 時間遅れでのフリシンゲン（Vlissingen）駅への到着となった．にもかかわらず，ザウアー教授は駅でじっと 2 時間待っていてくれて，農園のような広いご自宅で 2 時間のインタヴューを受けてくださった．その折りの貴重なお話をいつかどこかに書きたいと思っていたが，今回オランダ政府が子どもの安楽死を容認すると決めたことで，資料として用いることができ，本書の一つの核ともなった．ザウアー教授には心から感謝したい．またその際，ベイツ裕子氏はご主人に連絡を取り，途中駅からご主人の車で，フリシンゲン駅まで送ってくれるという便宜を図って下さった．また通訳として大変お世話になった．ベイツ裕子氏とご主人には心から感謝したい．

　本来，グロニンゲンプロトコールの飯田亘之・小野谷加奈恵両先生の訳を掲載することを両先生からは，快く承諾していただいてい

た．しかし，原著からの掲載許諾を得ようと，掲載元の EJM の日本の代行業者に連絡を取ると，30 万円以上というあまりにも法外な金額を請求された．そこで，断腸の思いで掲載を断念せざるをえなかった．読者諸氏には大変ご迷惑をおかけするが，お二人の訳をかつて，われわれの研究会の資料集に掲載していただいているので，その訳を参照していただきたい．飯田亘之，小野谷加奈惠訳「グロニンゲンプロトコール——重篤な疾患を持つ新生児の安楽死」，『生命倫理研究資料集Ⅶ』（富山大学大学院），平成 25 年 2 月刊，129-130 頁．このときの翻訳料はそんなに方外な金額ではなかったと記憶している．

フランス政府に終末期医療の在り方に関する法案を今年夏ごろまでにまとめるよう，マクロン大統領がこの 4 月に要請した．その結果を待っていたのだがまだ気配がない．ひとこと言及することができなかったことが残念である．同様に秋までとしていたドイツは 2 法案とも採択されず，振り出しに戻ったことは本文中に記載した．

『安楽死法：ベネルクス 3 国の比較と資料』（東信堂，2016 年），『終末期医療を考えるために』（丸善出版，2017 年），『認知症患者安楽死裁判』（丸善出版，2020 年），そして今回の『安楽死を考えるために』（丸善出版，2023 年）と，その時までに知りえた情報をもとに，逐次出版してきた．だから出版を重ねることにより，安楽死の真髄に少しずつ迫ることができたのではないかと思っている．

残念ながら私はもう限界年齢でこれ以上愚作を出版することはないと思う．そこで，この機会にこれまでお世話になった諸先生方には本当に心から感謝を申し上げたい．

なお本書のベースとなる初出論文は次の通りである．

1. 「オランダ安楽死法と欧州人権条約：自己決定権と生命権」『生命と倫理』上智大学生命倫理研究所 8 号，5-17，2021年 3 月 31 日．

2. 「オランダ安楽死の法と倫理——存在論的基礎づけ」『生命倫理・生命法研究論文集』芝浦工業大学，135-158，2022 年 3

月 31 日．

3. 「安楽死アトラス——思いやりモデルとリベラルモデル」『生命倫理・生命法研究資料集Ⅷ』芝浦工業大学，1-16，2023年 3 月 31 日．

本書は，科学研究費補助金基盤研究（B）（一般）（2021 年度〜2023 年度，課題番号：21H00468）を受けて行われた研究成果の一部である．研究代表者の小出泰士氏には感謝したい．また小松大学の山本博学長は，学長裁量経費より出版助成金を捻出してくださった．心から感謝したい．

丸善出版の小林秀一郎氏には，本書の出版企画・編集作業において大変お世話になった．小畑敦嗣氏にも貴重な助言をいただいた．あわせて感謝したい．また，加藤祐子氏からは，編集作業において細微にわたるまで貴重な助言をいただいた．加えて，小林氏，加藤氏には，出版した終末期医療に関する 3 部作とも大変お世話になった．お二人には特に心から感謝し，フェードアウトすることにしたい．

2023 年 10 月

盛永審一郎

【資料1　世界の終末期医療の最新データ】(2023年8月現在)

1) ベネルクス3国の安楽死の比較

推

オランダ王国　人口1,759.07万人（2022年1月1日，オランダ中央統計局）

法律等　要請に基づく生命終結および支援自死に関する審査並びに刑法と遺体処理法の改正（2002年4月1日施行）．
1歳以下の治療不可能な病気の乳児にも適応（2005/12，グローニンゲンプロトコール）．

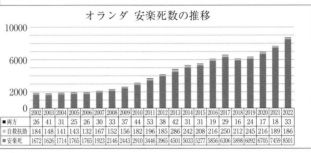

オランダ　安楽死数の推移

	2002	2003	2004	2005	2006	2007	2008	2009	2010	2011	2012	2013	2014	2015	2016	2017	2018	2019	2020	2021	2022
■両方	26	41	31	25	26	30	33	37	44	53	38	42	31	31	29	16	24	17	18	33	
■自殺扶助	184	148	141	143	132	167	152	156	182	196	185	286	242	208	216	250	212	245	216	189	186
■安楽死	1672	1626	1714	1765	1765	1923	2146	2443	2910	3446	3965	4501	5033	5277	5856	6306	5898	6092	6705	7459	8501

ベルギー王国（人口1,169万人（2022年末，NBB.Stat）

法律等　安楽死に関する2002年5月28日の法律（2002年5月28日公布，9月23日施行．）
患者の権利法（2002年8月22日・治療の拒否，同意撤回の権利．）
2005年11月10日　薬剤師の役割を追加
2014年2月28日　未成年者に拡張する修正法成立

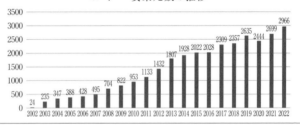

ベルギー　安楽死数の推移

移

ルクセンブルク大公国　人口634,730人（2021年1月1日，ルクセンブルク統計局）

法律等　安楽死および支援自死に関する2009年3月16日の法律
「安楽死と自殺ほう助に関する法」（2009年3月16日公布，4月1日施行）．「緩和ケア，事前指示，および終末期の付添いに関する法」（2009年3月16日公布，4月1日施行）．

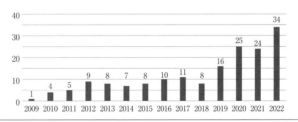

ルクセンブルク　安楽死数の推移

104

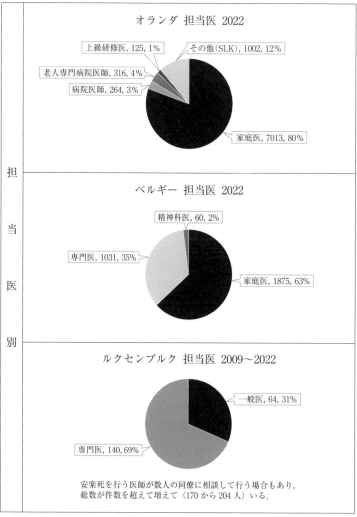

オランダ 担当医 2022

- 上級研修医, 125, 1%
- その他(SLK), 1002, 12%
- 老人専門病院医師, 316, 4%
- 病院医師, 264, 3%
- 家庭医, 7013, 80%

ベルギー 担当医 2022

- 精神科医, 60, 2%
- 専門医, 1031, 35%
- 家庭医, 1875, 63%

ルクセンブルク 担当医 2009〜2022

- 一般医, 64, 31%
- 専門医, 140, 69%

安楽死を行う医師が数人の同僚に相談して行う場合もあり，総数が件数を超えて増えて（170 から 204 人）いる．

担当医別

※ 吹き出しの中に明記されている数の単位は「人」

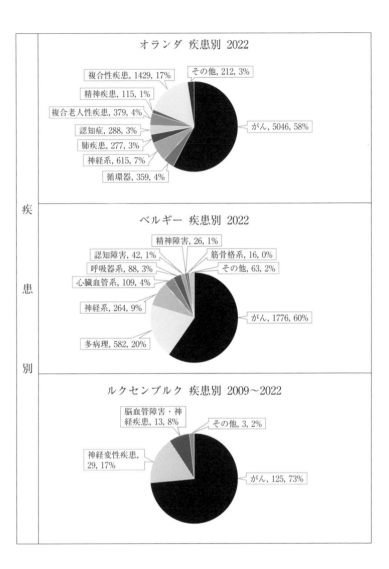

オランダ 疾患別 2022

複合性疾患, 1429, 17%
精神疾患, 115, 1%
複合老人性疾患, 379, 4%
認知症, 288, 3%
肺疾患, 277, 3%
神経系, 615, 7%
循環器, 359, 4%
その他, 212, 3%
がん, 5046, 58%

ベルギー 疾患別 2022

精神障害, 26, 1%
認知障害, 42, 1%
呼吸器系, 88, 3%
心臓血管系, 109, 4%
神経系, 264, 9%
多病理, 582, 20%
筋骨格系, 16, 0%
その他, 63, 2%
がん, 1776, 60%

ルクセンブルク 疾患別 2009～2022

脳血管障害・神経疾患, 13, 8%
神経変性疾患, 29, 17%
その他, 3, 2%
がん, 125, 73%

疾

患

別

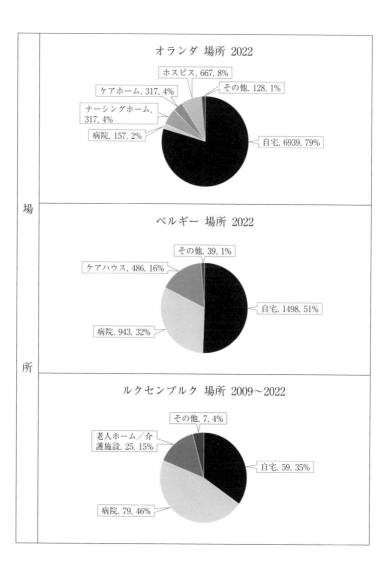

オランダ 場所 2022

- ホスピス, 667, 8%
- その他, 128, 1%
- ケアホーム, 317, 4%
- ナーシングホーム, 317, 4%
- 病院, 157, 2%
- 自宅, 6939, 79%

ベルギー 場所 2022

- その他, 39, 1%
- ケアハウス, 486, 16%
- 病院, 943, 32%
- 自宅, 1498, 51%

ルクセンブルク 場所 2009〜2022

- その他, 7, 4%
- 老人ホーム／介護施設, 25, 15%
- 病院, 79, 46%
- 自宅, 59, 35%

場所

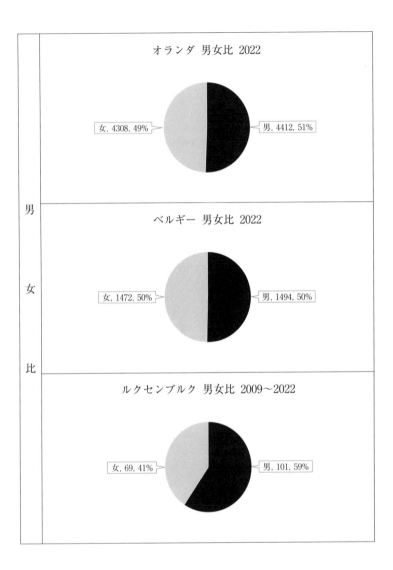

オランダ 男女比 2022

女, 4308, 49%   男, 4412, 51%

ベルギー 男女比 2022

女, 1472, 50%   男, 1494, 50%

ルクセンブルク 男女比 2009〜2022

女, 69, 41%   男, 101, 59%

男

女

比

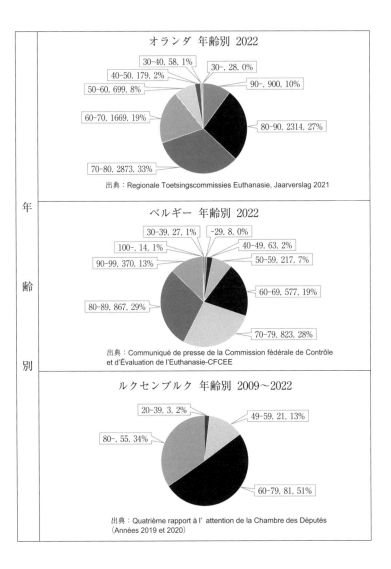

オランダ 年齢別 2022

30-40, 58, 1%
30-, 28, 0%
40-50, 179, 2%
90-, 900, 10%
50-60, 699, 8%
60-70, 1669, 19%
80-90, 2314, 27%
70-80, 2873, 33%

出典：Regionale Toetsingscommissies Euthanasie, Jaarverslag 2021

ベルギー 年齢別 2022

30-39, 27, 1%
-29, 8, 0%
100-, 14, 1%
40-49, 63, 2%
90-99, 370, 13%
50-59, 217, 7%
80-89, 867, 29%
60-69, 577, 19%
70-79, 823, 28%

出典：Communiqué de presse de la Commission fédérale de Contrôle
et d'Évaluation de l'Euthanasie-CFCEE

ルクセンブルク 年齢別 2009〜2022

20-39, 3, 2%
49-59, 21, 13%
80-, 55, 34%
60-79, 81, 51%

出典：Quatrième rapport à l' attention de la Chambre des Députés
（Années 2019 et 2020）

2) オランダ安楽死の報告

		2016	2017	2018	2019	2020	2021	2022
安楽死	届け出数	6,091	6,585	6,126	6,361	6,938	7,666	8,720
	安楽死	5,856	6,306	5,898	6,092	6,705	7,459	8,501
	介助自殺	216	250	212	245	216	189	186
	両方	19	29	16	24	17	18	33
担当医	ホームドクター	5,167	5,636	5,194	5,290	5,715	6,148	7,013
	病院医師	216	247	293	361	243	253	264
	老人専門病院医師	179	352	294	269	254	265	316
	上級研修医	43	68	64	61	70	109	125
	他（SLK）	466	252	281	380	656	891	1002
病名	がん	4,137	4,236	4,013	4,100	4,480	4,684	5,046
	循環器	315	275	231	251	286	349	359
	神経系	411	374	382	408	458	501	615
	肺疾患	214	226	189	187	209	237	277
	認知症	141	169	146	162	170	215	288
	複合老人性疾患	244	293	205	172	235	307	379
	精神疾患	60	83	67	68	88	115	115
	複合性疾患	465	782	738	846	856	1053	1429
	その他	104	147	155	167	156	205	212
場所	自宅	4,904	5,308	4,919	5,098	5,676	6,224	6,939
	病院	199	172	169	178	136	134	157
	ナーシングホーム	233	287	239	273	305	398	512
	ケアホーム	300	286	233	231	214	276	317
	ホスピス	367	436	491	480	475	511	667
	他	88	96	75	101	132	123	128
	EE（SLK）	499	747	727	898	899	1,117	1,240
注意義務違反		10	11	6	4	2	7	13

出典：Regionale Toetsingscommissies Euthanasie（RTE）Jaarverslag, 2016-2022 より.

RTE 2022 年度報告

　2022 年は，オランダで安楽死を合法化および規制した法律である安楽死法の発効から 20 年目だった．RTE は，安楽死のすべての報告を安楽死法に含まれる基準に照らしてチェックした．この 20 年間で，安楽死の 91,565 件の報告が RTE によって審査され，これらのうち，133 件は法的基準を満たしていなかった．刑事訴訟が提起された件も 1 件あった．これらの数字から，安楽死法とその後の RTE が意図したもの，つまりオランダでのケアに満ちた透明な安楽死の実践を達成したという慎重な結論を引き出すことができると思う．安楽死法の効果はおそらくもっと広がっている．安楽死が可能だということに慰めを見いだし，自然死した人は何人いるだろうか．

　安楽死によって人生を終わらせることは，臓器や組織の提供を妨げるものではない．オランダ移植財団によって作成された安楽死後の臓器提供に関するガイドラインでは，手順は広範な段階的な計画に記載されている．2022 年，RTE は，安楽死後に臓器および/または組織の提供があったことが明示的に示された 6 つの報告を受け取った．カップルの安楽死は 29 件なので，58 回の報告で，2 人のパートナーが同時に安楽死した．言うまでもなく，各レポートは，安楽死法が要求するケアの要件を個別に満たす必要があり，ケースの独立した評価を確実にするために，両方のパートナーに別の相談医が訪問する必要がある．ところが 2 つの報告では，医師は両方の配偶者について 1 人の相談医のみに相談していた．したがって，委員会は両方の報告書で，医師がケアの要件を遵守していなかったと裁定した．6 件の審査（昨年と同じ数）では，2022 年に認知症のより進行した段階の患者が関与した．彼らはもはや要求に応答することができず，もはやコミュニケーションをとることができなかった．彼らの書面による意思の宣言は，安楽死の要求として解釈される可能性がある．

出典：RTE Jaarverslag 2022 より．

評価委員会第 4 次評価書より

　2015 年と同様，2021 年にも，明示的な要求なしに生命を絶つ行為は全死亡者数の 0.3% あった．この研究では 9 件しか見つかっていないため，この種の状況の特徴について十分な洞察を得るのは困難である．すべてのケースにおいて，処置方針はモルヒネの投与，場合によってはベンゾジアゼピンとの併用で構成している．9 件中 6 件において医師は処置方針の最も適切な条件として「緩和的鎮静」を選択した．医師が副作用の可能性として終末期の早まりを考慮した激しい痛みや症状のコントロールの頻度は，2015 年の 36% から 2021 年の 30% に減少した．これには，ほぼ常にモルヒネの投与が含まれていた．痛みおよび/または症状のコントロールが強化された症例の 8% では，この投与が開始されているか，死亡前の最終日に用量が大幅に増量されており，1% では，痛みおよび/またはその他の症状のコントロールに必要な用量よりも用量が多かった．

　意図的に自殺した人の数字は，回答率が低いため，慎重に解釈する必要がある．2010 年と2015 年と同様に，全死亡者の 0.2% において，医師は患者が薬物で自らの人生を終えた兆候を示していた．これらの事件の約半数近くは，65 歳未満の人々と精神障害のある人々が関与していた．

　要望の大多数は依然としてがんやその他の生命を脅かす疾患を持つ患者からのものである（70%）が，認知症や加齢に伴う症状の蓄積を有する患者からの明示的な要望の割合が増加しており，2022 年までに患者の 22% を占めるようになるだろう．

　彼らは苦しみの絶望性を評価するのが難しいと感じており，合理的な代替解決策があるかどうかを判断することができないと感じている．認知症患者や加齢に伴う障害が蓄積した患者の安楽死に対する意欲は，例年よりも高まっている．

　2022 年には患者を安楽死専門センター（EE）に紹介した医師が大幅に増加し，この割合は2016 年の 18% から 2022 年には 47% に上昇した．

　第 3 次評価で課題とされたグレーの部分が減少していることが挙げられている．「それにもかかわらず，「グレーの領域」は以前よりもいくらか小さくなっているようだ」．グレーの部分とは，医師が安楽死の行為と判断せずに，緩和医療（セデーション）という名前のもとに患者を多量な薬物等で死亡に至らせるケースである．調査委員会はこのケースは届出の必要がないため，患者の意思の確認等のケアの要件が満たされない恐れがあるととらえていたからである．

出典：Vierde evaluatie wet toetsing levensbeëindiging op verzoek en hulp bij zelfdoing. Den
　　　　Haag : ZonMw, mei 2023. より

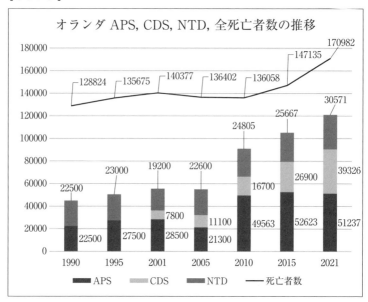

出典：Vierde evaluatie Wet toetsing levensbeëindiging op verzoek en hulp bij zelf-doding, Den Haag：ZonMw, mei, 2023.

　2005 年度，2010 年度，2015 年度の安楽死，介助自殺，願いなし，の項目には，Cen-traal Bureau voor de Statistiek, 24 mei 2017 の数値を反映．

　CDS は調査対象でないので APS と NTD と重複している．例えば 2015 年では死者の総数の 11%が APS，5%が NTD であったが，23.541 ケースが両方に数えられているので読む時に注意が必要．

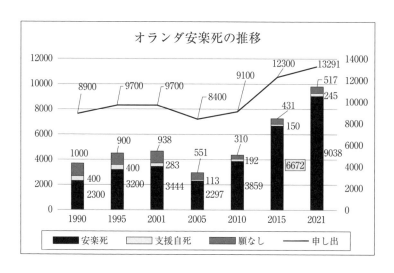

オランダ安楽死の推移

オランダ安楽死関連の推移

	1990	1995	2001	2005	2010	2015	2021
死亡者数	128.824	135.675	140.377	136.402	136.058	147.135	170.982
MDELs	48.700	55.100	61.024	58.011	78.728	85.527	91.608
申し出	8.900	9.700	9.700	8.400	9.100	12.300	13.750
安楽死	2.300	3.200	3.500	2.297	3.859	6.672	9.038
介助自殺	400	400	300	113	192	150	245
願いなし	1.000	900	900	551	310	431	517
APS	22.500	23.000	27.000	33.700	49.600	52.600	51.237
NTD	22.500	27.500	28.500	21.300	24.800	25.650	30.571
CDS	NA	NA	7.800	11.100	16.700	26.900	39.326

MBL ＝ medische beslissing rond lebenseinde（医学的死の決定）

出典：Vierde evaluatie Wet toetsing levensbeëindiging op verzoek en hulp bij zelf-doding, Den Haag：ZonMw, mei 2023 より

ただし，CDS は，APS と NTD と重複している．112 頁欄外参照．

安楽死専門センター（EE：Expertisecentrum Euthanasie）報告
　2019年9月に名称変更．旧安楽死クリニック（SLK：Stichting Lebenseindckliniek）
　2012年にNVVE（オランダ安楽死協会）の支援により設立．デン・ハーグに事務所．
2019年現在，医師72名，看護師65名が所属し，医師と看護師各1名で機動力のある
チームを作り，オランダ全土の安楽死要請に対応している。安楽死を家庭医に思想信条
等において断られた患者の受け皿として，退職した家庭医等からなる安楽死クリニック
が開設された．年々依頼数は増加．SLKの使命は，耐えがたく希望のない苦しみで安
楽死を希望する人は，誰であっても，面談や検査を受けられるべきだ，ということにあ
る．社会もEEの活動を評価し，受け入れている．

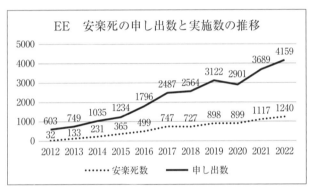

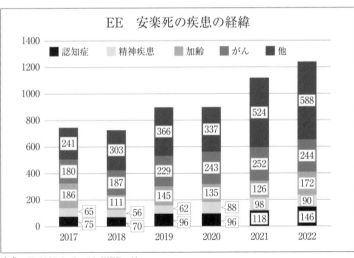

出典：E_2021_in_beeld_WEB.pdf

114

3) その他の安楽死法ないし支援自死法のある国の状況

安楽死法のある国（州）

安楽死	他者投与 *Voluntary euthanasia* コロンビアを除き自己投与もできる．	オランダ（2002），ベルギー（2002），ルクセンブルク（2009），コロンビア（2015），カナダ（2016），オーストラリアのビクトリア州（2019/自己執行できない場合）ニュージーランド（2021）スペイン（2021），ポルトガル（2023）
支援自死	自己投与 *Physician-assisted suicide*：のみの国州．	スイス（1942） アメリカのオレゴン（1997），ワシントン（2008），コロラド（2016），ヴァーモント（2013），カリフォルニア（2016），コロンビア地区（首都ワシントン，2017），ハワイ（2018），ニュー・ジャージー（2019），メイン（2019），ニュー・メキシコ（2021）と判例で許容モンタナ（2009），ドイツ（2020），オーストラリアのビクトリア州（2019）他，オーストリア（2022）

年は施行年

【アメリカ】

オレゴン州

尊厳死法（1997 年 11 月）Oregon Death with Dignity Act

医師・薬剤師の支援自死（致死薬の処方）を容認．

慈悲深く（humane），かつ尊厳ある（dignified）方法で，その人生の最後を迎えるための薬物療法を，書面により要求できるようにするための手続きを詳細に規定するもの．

18 才以上のオレゴン州市民で，回復の見込みのない，もはや 6 ヶ月以上生きる見込みのない，2 回の口頭の要請（15 日以上の間隔）と，2 名の証人の前での文書に署名．48 時間の待機期間をおいて薬物の処方箋．

医師・薬剤師の民事・刑事裁判を免除．

2001 年アシュクロフト・ディレクティヴ（停止命令）．

2002 年同指令差し止め命令．

2006 年 1 月 17 日致死薬の処方を認める（連邦最高裁）．

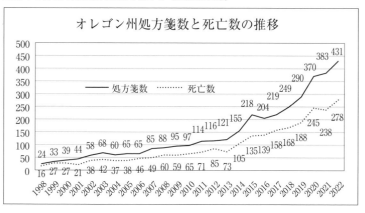

オレゴン州処方箋数と死亡数の推移

2022 年のオレゴン州の処方箋数と薬の服用数

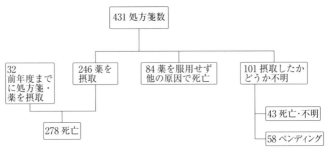

出典：Oregon Death with Dignity Act　Data summary 2022

ハワイ州

2018 年 4 月 4 日にハワイ州知事が，尊厳死法（医学的介助自殺法）に署名した．2019 年 1 月 1 日より施行される．内容はオレゴン州に準じている．患者の診断，予後，判断能力，要請が自発的であることを 2 人の健康管理プロバイダーが確認することが必要である．

カリフォルニア州

2015 年 10 月 5 日成立，2016 年 6 月 9 日に，カリフォルニア州で「生命終結の選択権法（California End of Life Option Act）」施行．

2022 年のカリフォルニア州の処方箋数と薬の服用数

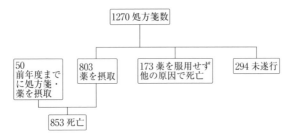

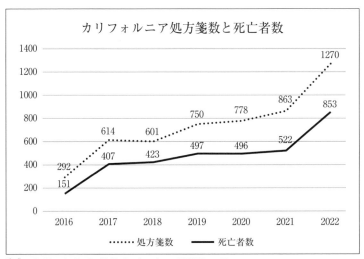

カリフォルニア処方箋数と死亡者数

出典：California End of Life Option Act　2022 Data Report

【カナダ】

2021 年には，カナダで 10,064 の MAID 規定が報告され，カナダの全死亡の 3.3%．前年比 32.4% 増，2016 年連邦法可決以来，31,664 人平均年齢は 76.3 歳，がん（65.6%），ユニークプラクティショナー（専門実践者）の総数は，2020 年の 1,345 人から 17.2% 増加し，2021 年には 1,577 人に増加．

94.4% が医師であり，5.6% がナースプラクティショナー．

書面による要求が 12,286 件，残りの 2,336 件のリクエスト（19.0%）は MAID 以外の結果をもたらした :231 人がリクエストを取り下げ（書面によるリクエストの 1.9%）．487 人が不適格と見なされ（書面による要求の 4.0%）．1,618 人が MAID を受け取る前に死亡（書面による要求の 13.2%）．

2021 年，MAID を要求する個人が最も多く挙げた苦痛の原因は，意味のある活動に従事する能力の喪失（86.3%），次に日常生活動作を行う能力の喪失（83.4%），痛みの不十分な制御，または痛みのコントロールへの懸念（57.6%）．

2021 年 3 月 17 日，カナダ上院は，医師の介助による安楽死の対象を拡大する法案を可決した．病状により死が予期できるとする要件を撤廃し，慢性的な身体の苦痛を抱える患者や精神疾患を持つ人の「死ぬ権利」の容認に道を開く．

カナダ安楽死の推移

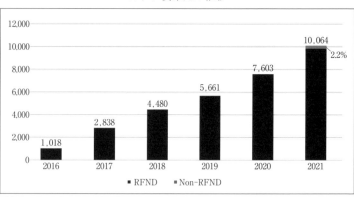

Third annual Report on Medical Assistance in Dying in Canada 2021

【ドイツ】

ナチズム，T4 計画において，障害者を安楽死させた過去への反省から，積極的安楽死（Sterbehilfe）は法律的に禁止されている．「望みに応じて殺すこと」は刑法 216 条により 6 ヶ月から 5 年の間の懲役．

ドイツ医師会：医師の死の看取り（Sterbebegleitung）のための原則（2004 年）2011年修正（治療の停止を認める）．

連邦通常裁判所が直接的な生命終結の援助は意図的殺害とし，間接的な場合（緩和医療死）を許容（1996 年判決）．

2015 年 11 月自死の営利的な介助を処罰する法律，『業（ビジネス）としての介助自殺の可罰性に関する法律』（Gesetz zur Strafbar-keit der geschäftsmäßigen Förderung der Selbsttötung, Vom 3. Dezember 2015（BGBI. I S. 2177）．しかし一方で医師の介助自殺を認める．

2020 年 2 月 26 日連邦憲法裁判所判決．2015 年の新法の成立により，治癒不可能な肺の病気を患い，窒息しながら死ぬのを恐れて介助自殺団体の援助で死ぬことを希望していた人たちは，死ぬ機会を奪われた．そこで，「死ぬ権利があるか」を連邦憲法裁判所に提訴した．その裁判が結審し，判決が下りた．裁判所は死ぬ権利を人格権として認め，刑法 217 条を個人の自由の行使を縮小するものとして違憲と判断した．判決内容は以下のようだった．

a）ドイツ基本法（憲法のこと）2 条 1 項で謳われている人格権には，自律の表明としての，死ぬことを自己決定する権利が含まれる．b）死を自己決定する権利には，自分の命を奪う自由が含まれる．生活の質と自分の存在の意味を理解した上で，人生を終わらせるという個人の決定は，自律的な自己決定の行為として国家と社会によって尊重されなければならない．c）自分の命を奪う自由には，第三者に援助を求め，援助が提供される場所で援助を求める自由も含まれる．d）刑法第 217 条（1）でビジネスとしての自殺援助を禁止したことは，自殺を求める人々の自由の行使を制限している．e）誰にも自殺を援助する義務はない．

以上のように，〈誰にも自己決定による死ぬ権利がある〉，〈2015 年成立の刑法 217 条の『ビジネスとしての介助自殺の禁止』は，ドイツの「基本法」に謳われている基本権に反する〉という判決内容だった．

しかも，この判決は，重病の人だけでなくて，誰もが死の援助の手立てを持っている人に介助を要求する権利があるという，従来の介助自殺の規定よりさらに一歩踏み込んだものだった．2022 年 4 月現在，ドイツ連邦議会には，この件に関していくつかの公開党法案が提出されている．

ドイツ ARD テレビのニュースによると，2021 年にドイツで「支援自死」で死亡した人がおよそ 350 人いたとのことだった．2020 年の連邦憲法裁判所違憲判決以来，ドイツには現在 3 つの自死支援の団体がある．「ドイツ人道死協会」「安楽死ドイツ」「ドイツ・ディグニタス」．それぞれ自死した人の数は 120 人，129 人，97 人だったという．しかも報道によると，死にたいという願望の理由として，深刻な病気だけでなく，ゴダール監督の死のケースのような，いわゆる「もう十分生きた」ということを理由としての死もあったという．また 3 つの組織はすべて，不治の病で苦しんでいるパートナーと一緒に死にたいというカップルにも支援を提供したという．

【オーストラリア】

ビクトリア州で 2017 年 11 月 28 日に，安楽死を合法化する法案を可決した．この法案は 2019 年 6 月 6 月 19 日合法化．余命 6 か月以内のビクトリア州の住民が，申請後 10 日以内に致死薬を手に入れることを許可するものである．ダニエル・アンドリュース州首相は「法は，末期症状にある患者に，慈悲と尊厳を与える」と述べた．（The New York Times；By ADAM BAIDAWI, NOV. 29, 2017）

2021 年 7 月 1 日から 2022 年 6 月 30 日までの 2017 年自発的幇助死法に基づく活動の詳述，理事会からの最初の年次報告書．

2019 年 6 月（法律が始まったとき）から 2022 年 6 月 30 日まで．

1425 人が自発的幇助死にアクセスする適格性について評価された

1035 件の許可証が発行された

604 人の許可証保有者が処方された物質を服用して死亡した

現在，326 人の訓練を受けた開業医がポータルに登録されており，自発的な死の幇助をサポートしている．

申請者の年齢の中央値は 73 歳で，全応募者の半数は 65 ～ 81 歳．

申請者の半数強が男性（男性 54%，女性 46%）

ビクトリア州の人口の 22% だけがビクトリア地方に住んでいるにもかかわらず，申請者の 3 分の 1 以上（37%）がビクトリア地方に住んでいた．

申請者の 81% は，自発的な死の幇助を要求したときに緩和ケアにアクセスしていた

17% が非悪性診断を受けており，最も一般的には神経変性疾患．

2023 年オーストラリアのすべての州が合法化した．

出典：Report of Operations July 2021 to June 2023, Victoria VADRB Board, June 2022

【ニュージーランド】

支援自死の適格要件

ニュージーランドの国籍，または永住権を保持していること．

18 歳以上であること．

治療の余地がなく余命 6 ヶ月以内を宣告され，肉体的な苦しみが大きいこと．

安楽死を希望する本人が「安楽死」を理解し，それを選択することができる状態であることなど．精神的・肉体的な障害や認知症，加齢を理由に申請することはできない．

2021 年 11 月 7 日から 2023 年 3 月 31 日までの間に，1025 件の申請があり，576 件が適格と確認され，394 名が支援自死した．支援自死した場所は，自宅または私有地で 318 名，公立病院で 35 名，高齢者介護施設で 26 名，ホスピスで 15 名だった．

【スペイン】

2020 年 12 月 17 日，スペイン下院は長年にわたる議論を経て安楽死法案を賛成 198，反対 138 で可決．さらに下院は 21 年の 3 月 14 日，上院により修正された法案．医師の薬物投与による「積極的安楽死」を容認する法案を賛成 202，反対 141，棄権 2 で可決した．

適格条件は，

18 歳以上であること．

回復の見込みがない，深刻な病気にかかっているか，長期に渡り体に障害や苦痛があり，自分で自立した生活ができず，耐えがたい身体的な苦痛もしくは精神的苦痛を常に受けていること．

スペイン国籍を持つか，スペインの合法的在住者か，12 か月以上スペインに在住していることを示す住民票があること．

申請の時点で，自分で判断ができる状態であること．

【オーストリア】

2020 年 12 月 11 日，オーストリア憲法裁判所は，自死を願う人を助ける行為を刑罰犯罪とすることは自己決定権への侵害にあたるとして，22 年 1 月 1 日を期して関連条項を削除すると表明し，同年同月同日に施行した．憲法裁判所によって強調された自己決定の基本的権利を実行すると同時に，生命保護の観点から，10 月 23 日オーストリア政府は，支援自死の新たな法的規制に合意した．それが，「死の指令書法」である．支援自死を利用したい人は誰でも，適格条件を守れば，2022 年 1 月 1 日から自死の支援要請を出すことができるというものである．

【スイス】

非医師による支援自死は，利己的動機でなければ，違法ではない（Art.115 StGB）．そこで医師は致死薬を処方するが臨席しない．医師の支援自死の合法化を目指す．

NGO：スイス人のみを対象とする EXIT（1982 年）と国外の患者も受け入れている Dignitas（1998 年）などの団体がある．ドイツなどでは後者を「自殺ツーリズム」と呼んで非難．

2021 年ディグニタス（Dignitas）では，支援自死は総計 212 名で，スイス 15 名，ドイツ 34 名，イギリス 23 名，フランス 45 名，イタリア 26 名，オーストリア 5 名，イスラエル 31 名，アメリカ 11 名で，日本からも 1 名（これまで計 5 名）報告されている．なお，1998 年の開始以来，総計で 3460 名，このところの 3 カ年では，256 名，221 名，212 名であった．

なお，ドイツ人は，2015 年以来，86 名，73 名，71 名，87 名，85 名，84 名，34 名と推移している．2021 年度急激に減ったのは，どうしてだろうか．なおこの数字には，ドイツ国内にあるディグニタス（Dignitas）での支援自死の数も含まれている．

Dignitas:（http://dignitas.ch/index.php?option=com_content&view=article&id=49&Itemid=49&lang=de）

一方イグジット（Exit）のほうは，2021 年度は 973 名（女性 571 名，男性 402 名）で，平均年齢は 78.2 歳と報告されている．癌が 340 名で一番多く，全体の 35% を占めている．2015 年以来，782 名，722 名，734 名，905 名，862 名，913 名，973 名と推移している．イグジット（Exit）はスイス人のみである．

Jahresbericht 2021 | EXIT - Deutsche Schweiz 年次報告書 2021

【ペルー】

南米ペルーで難病の女性が，同国では違法の安楽死の権利を認めるよう政府を相手に訴訟を起こし，2021 年 2 月末に一審が訴えを認めた．被告の保健省など複数機関が 3 月 3 日までにいずれも控訴しないと明らかにし，安楽死が行われる可能性が出てきたと，地元メディアが報じた．

【フランス】

2022 年 9 月にフランスの映画監督ゴダール氏がスイスで「支援自死（要請に応じて医師ないし親族または第 3 者が薬剤を患者に手渡し，患者が自らそれを服用する自死）」したとのニュースが世界を駆け巡り，この事件を受けてフランスのマクロン大統領が，安楽死施行容認の是非に関する市民会議を 10 月に設置，この会議が 2023 年 4 月 2 日に大統領に，安楽死の合法化をフランス政府に勧告するという答申を出し，大統領は夏が終わるまでに「死への積極的援助」の導入に関する法案を夏の終わりまでに作成するよう政府に求めると表明した，と各種メディアで報じられている．

【その他】

2018 年 1 月 31 日　延命治療を望まない患者の意思尊重に関する法イタリアで施行．

2018 年 2 月延命治療の中止を認める「延命医療の決定に関する法律」，韓国で施行．4 ヶ月で8500 人から取り外し．

【資料 2　世界の安楽死法の比較表】

表 1：安楽死法の内容（適格条件）の比較 (2023 年 8 月現在)

	スイス	アメリカ合衆国	オランダ	ベルギー	ルクセンブルク
各国の安楽死法の名称と立法年	1942 StGB115 （スイス刑法 115 条）	アメリカ・オレゴン州 1997 The Oregon Death with Dignity Act（DWDA）（オレゴン州尊厳死法）（ワシントン 2008, コロラド 2016, ヴァーモント 2013, カリフォルニア 2015, コロンビア地区 2016, ハワイ 2018, ニュー・ジャージー 2019, メイン 2019, ニュー・メキシコ 2021 と判例でモンタナ 2009）	2002 Toetsing van levens-beëindiging op ver-zoek en hulp bij zelf-doding en wijziging van het Wetboek van Strafrecht en van de Wet op de lijkbezorging（要請に基づく生命終結および支援自死に関する審査並びに刑法と遺体処理法の改正）	2002 Consolidé de la Loi du 28/05/2002（安楽死に関する 2002 年 5 月 28 日の法律）Loi visant à modifier la lég-islation relative à l'euthanasie（Mise à jour au 23 mars 2020）	2009 A46: Loi du 16 mars 2009 sur l'euthanasie et l'assistance au suicid（安楽死および支援自死に関する 2009 年 3 月 16 日の法律）
安楽死／支援自死	AS （Assisted suicide 支援自死）	AD （Assisted Dying 支援自死）	E（Euthanasia 自発的安楽死）および PAS（医師支援自死 Physi-cian-assisted suicide）	E および PAS	E および PAS
終末期が条件	いいえ	はい（6 ヶ月以内に死に至る末期疾患と診断された患者）	いいえ	いいえ	いいえ
居住が条件	いいえ	はい（オレゴン州の居住者）	はい（法律では明示的に記載されていない）	はい（法律では明示的に記載されていない）	はい（法律では明示的記載されていない）
事前指示書が条件	いいえ	いいえ	いいえ	はい（意識不明の人のみ）	はい（意識不明の人のみ）
年齢制限があるか	制限なし	はい（18 歳以上）	はい（12 歳以上 15 歳までと 1 歳未満の乳児は保護者の同意が必要。2023 年 4 月 14 日より 12 歳未満 1 歳まで保護者の同意で可能）	はい（2014 年の改正により, 判断能力のある未成年者の患者で, 保護者が承諾している場合も可能）	18 歳以上 両親の同意があれば 16 歳以上.
認知症／精神疾患の人	はい	いいえ（医師決定を行ない, 自らの意思を伝達できる）	はい（署名された事前意思表示書がある場合）	はい, ただし, 要請時に適格な精神状態であること	はい, ただし, 要請時に適格な精神状態であること
心理的／精神的苦痛	はい	いいえ	はい	はい	はい

カナダ	オーストラリア	スペイン	ニュージーランド
2016 C-14：An Act to amend the Criminal Code and to make related amendments to other Acts（medical assistance in dying）（刑法を改正し，その他の法律(医療上の支援自死)を改正する法律） An Act to amend the Criminal Code（medical assistance in dying）, 2021	ビクトリア州 2019 The Voluntary Assisted Dying Act 2017（自発的支援自死法 2017） （西オーストラリア 2021，タスマニア 2022，クイーンズランド 2023.1.1, 南オーストラリア州 2023.1.31, ニューサウスウエールズ州 2023.11.28)	2021. Ley Orgánica 3/2021, de 24 de marzo, de regulación de la eutanasia. （安楽死の規制に関する 2021 年基本法）	2021. the End of Life Choice Act 2019（EoLCA）： （生命終結の選択法 2019)
E および PAS MAID（medical assistance in dying）および NP（nurse practitioner）も可能	PAS，ただし自己投与不可能な場合 E（開業医管理 practitioner administration）. （西オーストラリア州では NP も.)	E およもび PAS	PAS および E. NP も可能.
いいえ 終末期であることは違憲 2021 年 3 月より.	はい 終末期 6 ヶ月（ニューロン疾患などの場合 12 ヶ月）	いいえ	はい 6 ヶ月以内に人生を終わらせる末期の病気に苦しんでいる人.
はい（カナダ政府が資金を提供する保健サービスの対象，または適用可能な最低在留期間または待機期間の対象となる人）	はい（ビクトリア州にて 12 ヶ月以上, オーストラリア市民または居住者）	はい（スペイン国籍を持つか，スペインの合法的在住者か, 12 ヶ月以上スペインに在住していることを示す住民票が必要）	はい（ニュージーランドの国籍，または永住権を保持している）
いいえ	いいえ	はい	いいえ
18 歳以上で，健康に関して決定を下すことができる.	18 歳以上	18 歳以上	18 歳以上
2023 年 3 月 17 日以降，唯一の基礎疾患が精神疾患の人も対象となる.	認知症や精神疾患を持っているだけでは，アクセスを受けるのに十分な理由にはならない	申請の時点で，自分で判断ができる状態であること	いいえ（対象外） 支援自死について情報に基づいた決定を下す能力がある
いいえ	いいえ	はい	いいえ

	スイス	アメリカ合衆国	オランダ	ベルギー	ルクセンブルク
依頼の形式	なし	口頭2回，書面1回 患者は，少なくとも15日以上あけて主治医に2回の口頭要請を行う必要がある．患者は，2人の証人の下で署名された書面による要請を主治医に提供する必要がある	口頭での要請で十分．複数回の要請は必要ないし，それが慣行	患者自身により作成され日付を記入され署名された書面による要請	要請は患者本人が作成した書面で日付を入れ署名したもの．作成が永続的に困難な場合，患者が選んだ1名の成年者が書面により作成したもの
証人は？	不要	患者は，2人の証人の前で署名された主治医に書面による要請を提供する必要	不要	不要	利益を得ない二人
待機期間？	なし	2回の口頭での要請の間に15日 書面による要請から処方箋まで48時間	指定なし	死が差し迫っていない限り要請から1ヶ月	指定なし
医師の数と専門分野	医師以外	2人の医師．いずれかの医師が，患者の判断が精神障害または心理的障害（うつ病など）によって損なわれていると考える場合，患者は心理検査を受けなければならない	2人の医師 主治医と独立した相談医，精神疾患の場合，さらに精神科の専門医	2人の医師 患者が死にかけていない場合，専門医を含む3人の医師	2人の医師 専門医に相談する裁量
家族に知らせる	なし	患者に処方箋要請を近親者に通知するよう要請しなければならないが，必要としない場合がある	なし	患者の要求に応じて親戚に相談する	患者が拒否しない限り，終末期計画に記載されている人に相談してください
報告要件と監視	なし	オレゴン州のヒューマンサービス局への症例報告．年次報告書	検死官への報告．地域審査委員会（RTE）の調査並びに毎年の例報告刊行 さらに調査委員会による5年ごとの死亡診断書に基づく生命終結の調査(2005年，2010年，2015年，2020年)	連邦評価管理委員会への症例報告 年次報告書	連邦評価管理委員会への症例報告 年次報告書
良心的拒否		安楽死への参加または紹介の要件はないが，紹介を除外するために参加が定義されている 施設はその敷地内で自殺幇助を防ぐことができる	良心の自由による拒否を認めているが，法律には記載されていない	良心的拒否を認めている 安楽死への参加または紹介する必要はない（要求された場合はファイルを転送する必要がある）	良心的拒否を認めている 参加または紹介する必要はない（要求された場合はファイルを転送する必要がある）

カナダ	オーストラリア	スペイン	ニュージーランド
医療援助の要請が，書面で作成され，その人または他の人によって署名され，日付が付けられたもの，およびその人が開業医または NP から，その人が重大で回復不可能な病状を持っていることを知らされた後に署名し，日付を記入したもの	宣言フォームに記載	死の支援の要請は，書面で行われなければならず，その文書には，要請する患者によって日付が記載されるか，署名されるか，請求者の明確な意思を記録できるそのほかの手段によって行われなければならない	安楽死の希望が出された場合，主治医はフォームを渡し，日付，署名をしてもらう
2 人の独立した証人の前で署名され，日付が付けられていること	2 人の証人の前で署名する	不要	不要
死亡または能力の喪失が差し迫っていない限り要請から10 日間	要請者が 10 日以内に死亡すると予想されない限り，10 日間．最終要請は，最初の要請から少なくとも 10 日後（週末を含む）	書面で 15 日間隔で 2 回のリクエストが必要	指定なし
2 人の医師	2 人の医師	責任医師と相談医（患者が苦しんでいる病状の分野で訓練を受けた医師で，責任医師と同じチームに属していない医師）．2 番目の医療専門家と評価委員会も承認する必要	主治医と独立した資格のある開業医との二人．少なくともどちらかの医師が十分な判断能力を持っていないと判断した場合，精神科医が行うサードオピニオンが必要
記載なし	記載なし	知らせる必要なし（家族の圧力から解放する）	記載なし
提出要件ありとカナダ保健省	医療従事者は，プロセスを完了し，完了から 7 日以内に理事会にすべてを報告．報告先は法律および医療の専門家と消費者代表で構成される自発的支援自死審査委員会 The Voluntary Assisted Dying Review Board	死の支援を行う前に，委員会に報告し審査が必要．医師，法律家，看護師らの合計 7 人以上で構成される保証審査委員会が審査	14 日以内に登録官に報告書を提出．登録官は報告書を審査委員会に送付．審査委員会は医療倫理学者と 2 人の医療従事者（1 人は終末期ケアの分野で実践する開業医）で構成．大臣は報告書の写しを衆議院に提示
支援自死前文で言及されている（政府は「医療提供者の個人的な信念を尊重する」ことを約束している）	支援または紹介する必要はない	良心の判断として関与を拒否する権利を認める	支援する義務を負わない

	スイス	アメリカ合衆国	オランダ	ベルギー	ルクセンブルク
その他の適格条件など特記すべき事項	医師以外，利己的理由での支援自死は違法第114条では，積極的安楽死は違法であるが，殺人や過失致死よりも罪が軽い犯罪として扱われる **ドイツ** 216条で積極的安楽死は違法2020年2月26日連邦憲法裁判所判決で，死を選ぶ権利を人格権として認め，刑法217条（ビジネスライクな自死支援の禁止）を個人の自由の行使を縮小するものとして違憲とした	主治医と相談医は，患者の診断と予後を確認する必要がある主治医と相談医は，患者が自分で医療上の意思決定を行い，伝達できるかどうかを判断する必要がある主治医は，緩和ケア，ホスピスケア，セデーションを含む，この法律の実現可能な代替案を患者に知らせなければならない患者はいつでも，どんな方法でも要請を取り消すことができる主治医はまた，最初の参加要請に続く15日間の待機時間の終わりに意思表示を提供する **コロンビア** 1997年に裁判所判決（C-239）により非犯罪化され，2015年以降安楽死に関する決議（Resolution 1216）を結ぶことにより安楽死を許容，支援自死は不可，意識不明の患者の場合，文書あるいはオーディオやビデオで意思を記録している場合は可．2018年から6歳から13歳は両親の同意で可能．2015年から2020年3月の間に92件の報告	・主治医は，患者からの要請が自発的かつ十分に考慮されているという確信を持っている・主治医は，患者の苦しみは耐えられず，改善の見通しが立たないという確信を持っている・医師は患者に自分の状況と見通しについて通知する・患者に対してこれ以上合理的な選択肢はないことを確信する・別の独立した医師に相談を行ない，当該医師が患者を診察し，上記4点についての主治医の評価に合意しており・安楽死を慎重な方法で実行する	患者が難治性で耐え難い痛みに苦しんでいて，自由に死にたいという願いを表明した場合 2020年3月23日の改正において，事前指示書の有効期限は撤廃された また，良心の自由に基づいて安楽死の実施を拒否した場合，医師は適時に，遅くとも2日以内にその旨を通知する 最初の要求の作成から7日以内に，患者または信頼できる人が指定した別の医師に患者を紹介する 医師が安楽死を拒否した場合その理由を明記して患者または信任者に速かに通知する	患者が要求時に法的に有能であること，要求を自発的に行い，考慮され，外圧の結果ではないこと

・カナダ Legislative Summary of Bill C-14 所収の付録；Appendix - Medical Assistance in Dying の表を参考にして，本表を作成した．
・NP（nurse practitioner）とは，州法の下で，自律的に診断を行い，診断検査を行い解釈し，薬を処方し，患者を治療する資格のある登録看護師のこと（カナダ）．
・ナースプラクティショナーとは，主治医の指示の下で行動している臨床看護師を意味する（ニュージーランド）．

カナダ	オーストラリア	スペイン	ニュージーランド
・誰もMAIDを提供または提供を支援することを強制されていない． ・緩和ケアを含む苦しみを和らげるために利用できる手段を知らされた後，死亡時に医療援助を受けるというインフォームド・コンセントを与える． ・死亡に際しての医療援助を自発的に要請したが，特に外圧の結果としてなされたものではないこと ・重大で回復不可能な病状とは，能力の不可逆的な低下が進行した状態にあり，疾病若しくは障害又は衰退状態が，自己にとって耐え難い身体的もしくは心理的苦痛を引きおこし，その人が許容できると考える条件下では軽減できない，あらゆる医学的状況を考慮すると自然死が合理的に予見可能になっていること．その場合，具体的な余命の長さについては必要がないこと．かつ許容できると考える条件の下では軽減することができなくて，自然死は，すべての医学的状況を考慮して合理的に予見可能になったが，予後の期間が必ずしも予測されていない場合．	最初の要請⇒7日以内に決定⇒査定⇒書面による宣言⇒最終リクエスト⇒最終審査⇒保健福祉省の長官に許可を申請⇒許可（自己管理許可と開業医の管理許可）⇒ A 処方することができ，薬剤師から入手でき，鍵のかかった箱に保管 B 開業医の投与許可を申請⇒死因の通知⇒ 人によって自己投与されていない未使用の処方薬は，その人の死亡通知から1ヶ月以内に連絡担当者によって調剤薬剤師に戻されなければならない⇒自発的支援自死審査委員会が監視 ・申請後10日以内に致死薬を手に入れることを許可する 一般開業医（GP）または専門医だけが，自発的な死の支援を求めるプロセスを通じて人を助けることができる 看護師や高齢者介護スタッフなどの他の医療従事者は，情報を提供することはできるが，その人が薬にアクセスするのを助けることはできない	患者は医師と一緒にプロセスを開始する必要 患者は，要求を行う際に「完全に認識し，意識している」必要 医師は，患者が基準を満たしていることを確認し，プロセスを承認 保証評価委員会の委員長は，第8条第5項に規定する医療通報を受領した場合には，最長2日以内に，委員会の二人の委員，医療専門家及び弁護士を任命し，死亡の援助の利益を要求し及び受ける権利の正しい行使のために定められた要件及び条件が満たされているかどうかを確認 最初の2回の要請は書面で行い，2週間以上間隔をあけて提出 患者は，医師と相談した後に3回目，および人生を終えるための処置を受ける直前に4回目としてその要求を再確認しなければならない 相談された医師は10日間のうちに，条件を満たしているかなどを確認し，文書を提出（申請）⇒評価委員会：申請をして認められる場合には5週間後に実行できるが，その間，申請者はいつでも中止にできるし，期間を延長できる	精神的・肉体的な障害や認知症，加齢を理由に申請することはできない． **オーストリア** 「死の指令書法」 Österreich Sterbeverfügung Gesetz_16.12.2021 未成年者の場合除外 重病または末期症状患者のみが要請できる 「死の指令書」が必要 二人の医師の承認が必要 一人は緩和医療の資格 余命が短い場合を除き，12週間の間隔 指定された薬局で必要な薬を受け取る 薬は自分で飲む

・AS＝Assisted suicide（支援自死）
・AD＝Assisted Dying（支援自死）
・E＝Euthanasia（自発的安楽死）
・PAS＝Physician-assisted suicide（医師支援自死）
・MAID＝medical assistance in dying（医療者の支援自死）

表2：各国の法的規制

	殺人罪	嘱託殺人罪	自殺幇助罪
日本	199条　死刑又は無期若しくは5年以上の懲役	202条　人を教唆し若しくは幇助して自殺させ，または人をその嘱託を受け若しくはその承諾を得て殺した者は，6月以上7年以下の懲役又は禁錮に処する	
オランダ	289条　意図的に計画的に他人の人生を奪った者は，終身刑または最長30年の一時的な投獄または罰金	293条　意図的に他人の明示的かつ真摯な要請で彼の人生を終結させる者は12年の実刑判決または罰金	294条　故意に他人に自殺を扇動し自殺を引き起こす者は最長3年の実刑判決または罰金
ドイツ	211条　殺人者は，無期懲役に処する	216条　死亡者の明白かつ重大な要求により殺害を行なった者は，6か月以上5年の懲役刑に処する	217条　他人の自殺を助長する意図で，ビジネスライクにそうする機会を与え，調達し，または仲介した者は，3年以下の懲役刑（2015〜20）
スイス	111．112条　故意に人間を殺傷した者は，5年以上の懲役	114条　尊重される理由，特に慈悲のために，要求で他人を殺した者は，最高3年の懲役または罰金	115条　利己的な理由の場合，5年以下の懲役刑（1942〜）
オーストリア	75条　他の人を殺した人は誰でも，10年から20年の懲役または終身刑	77条　誠実かつ執拗な要求で他人を殺した者は，6か月から5年の懲役	78条　(1) 他人に自殺を誘引した者は，6か月以上5年以下の懲役
カナダ	235(1)　第一級殺人または第二級殺人を犯したすべての人は，起訴可能な犯罪で有罪となり，終身刑	14条　何人も，自分に死を負わせることに同意する権利はなく，そのような同意は，同意を与えた人に死を与える者の刑事責任に影響を与えない	241条(1)　すべての人は，起訴可能な犯罪で有罪であり，自殺が続くかどうかにかかわらず，14年以下の懲役，(a) 自殺で死ぬように人に助言し，または自殺で死ぬように人を教唆する．又は (b) 人が自殺で死ぬのを幇助する
スペイン	138条「他人を殺した者は誰でも過失致死罪で有罪判決を受け，10年から15年の懲役刑」(1995)		143条　1.他人を自殺に誘導した者は，4年から8年の懲役．2.自殺に必要な行為に協力した者には，2年以上5年以下の懲役刑．3.刑罰は，当該協力がその後死亡するまでの場合には，六年以上十年以下の懲役……
豪州ビクトリア州	1958年犯罪法（Vic）のセクション3殺人罪で有罪となった人は終身刑の最高刑		1958年犯罪法-セクト181　ビクトリア州内外の犯罪の幇助および教唆，懲役（最高10年）またはレベル5の罰金，あるいはその両方
ニュージーランド	Criminal act 1961　172殺人の罰 (1) 殺人を犯したすべての人は終身刑	Criminal act 1961　179条　自殺の幇助と教唆　(1) すべての人は，14年を超えない期間の懲役，(ア) 自殺を扇動し，助言し，または自殺を仕向けること（その結果として自殺を試みた場合），又は (イ) 自殺を遂行しようとする人を援助または教唆する　(2) 他の人を自殺するように扇動，助言，または調達する犯罪を犯した人は，たとえその人がその行為の結果として自殺を犯さなかったり，自殺を試みたりしなくても　(3) (2)項に対する犯罪を犯した者は，有罪判決を受けた場合，3年以下の懲役	63条　死への同意　何人も，自分自身に死を与えることに同意する権利を有さない．そして，誰かが殺された場合，彼または彼女がそのような同意をしたという事実は，殺害の当事者である人の刑事責任に影響を与えないものとする

安楽死	支援自死 assisted suicide, assisted dying
(202条で禁止) 過去の裁判（1962年名古屋高裁判決で6条件をみたす場合は許容)	(202条で禁止)
293条2項・・医師による意図的な生命終結で，法的に定められた「ケア6要件」を満たす場合（安楽死法)	293条2項を準用する 支援自死許容
(216条　最高5年の懲役刑禁止)	2020年217条違憲判決 assisted suicide　可能
(114条　同情からの安楽死は犯罪，1942)	115条　利己的理由では禁止 assisted suicide　許容
(77条で可罰)	憲法裁判所違憲判決（2020.12.11）により2021.1.1から許容 /自殺の煽動は禁止 Österreich_Sterbever-fügungsgesetz，『死の指令法』16.12.2021
C-14 227条(1)　開業医またはナースプラクティショナーは，241条2に従って自死支援を人に提供した場合，過失のある殺人を犯さない	C-14 227条(2)　241条2に従って，開業医またはナースプラクティショナーが人に自死支援を提供するのを助ける目的で何かをした場合，何人も過失殺人の当事者ではない
Ley Orgánica 3/2021, de 24 de marzo, de regulación de la eutanasia. 2章4条1　この法律の要件を満たすすべての人が，死の援助を申請し，受ける権利が認められている． 3条g(1)　直接投与　許容	Ley Orgánica 3/2021, de 24 de marzo, de regulación de la eutanasia. 2章4条1　この法律の要件を満たすすべての人が，死の援助を申請し，受ける権利が認められています． 3条g(2)　自己投与　許容
The Voluntary Assisted Dying Act 2017 1部1条　この法律の主な目的は，(a) 自発的な死の幇助へのアクセスを提供し，規制すること． 4部，部門3，53条(1) 自己管理できない場合　開業医管理投与　許容	The Voluntary Assisted Dying Act 2017 1部1条　この法律の主な目的は，(a) 自発的な死の幇助へのアクセスを提供し，規制すること． 4部，部門1，45条(a)　自己投与　許容
the End of Life Choice Act 2019 (EoLCA) 3条1　末期の病気を患っており，特定の基準を満たす人に，人生を終わらせるために合法的に医療援助を要求するオプションを与えること． 4条1　主治医またはナースプラクティショナーによる投薬　許容	the End of Life Choice Act 2019 (EoLCA) 3条1　末期の病気を患っており，特定の基準を満たす人に，人生を終わらせるために合法的に医療援助を要求するオプションを与えること 4条2　自己投薬　許容

盛永　審一郎（もりなが・しんいちろう）

小松大学大学院特任教授．富山大学名誉教授．1948 年生まれ．東北大学大学院文学研究科博士課程中退．研究テーマは実存倫理学，応用倫理学．著書に『人受精胚と人間の尊厳』リベルタス出版，共編書に『シリーズ生命倫理学第 6 巻 生殖医療』『医学生のための生命倫理』『理系のための科学技術者倫理』丸善出版，『新版増補 生命倫理事典』太陽出版，共訳書にクヴァンテ『ドイツ医療倫理学の最前線』リベルタス出版，ヨナス『ハンス・ヨナス「回想記」』東信堂，ヤスパース『真理について 4』理想社，監修書に『安楽死法：ベネルクス 3 国の比較と資料』東信堂ほかがある．

安楽死を考えるために
思いやりモデルとリベラルモデルの各国比較

令和 5 年 11 月 30 日　発　行

著作者　　盛　永　審　一　郎

発行者　　池　田　和　博

発行所　　丸善出版株式会社

〒101-0051　東京都千代田区神田神保町二丁目17番
編集：電話(03)3512-3264／FAX(03)3512-3272
営業：電話(03)3512-3256／FAX(03)3512-3270
https://www.maruzen-publishing.co.jp

© Shinichiro Morinaga, 2023

組版印刷・中央印刷株式会社／製本・株式会社 松岳社

ISBN 978-4-621-30866-0 C 1047　　　　　　Printed in Japan